慢性肾脏病
继发性甲状旁腺功能亢进症
临床实践

名誉主编 廖 泉 李雪梅

主 编 陈丽萌 胡 昭

副主编 张 凌 陈晓农 贺青卿

编 委（以姓氏汉语拼音为序）

艾志龙	边学海	陈 靖	陈 曦	陈丽萌
陈晓农	陈孜瑾	崔旭蕾	付庆锋	高琛妮
何向辉	贺青卿	胡 亚	胡 昭	花苏榕
贾俊亚	姜 艳	李 慧	廖 泉	刘 赫
刘 嘉	刘广义	刘茂静	马 杰	唐 鹏
田 恩	田 芬	王海云	王宁宁	王晓华
王晓宁	吴耀华	杨 光	杨聚荣	姚 丽
查小明	张 凌	张 萍	张 倩	张丽娜
赵 祯	郑智华	周 鹏	庄大勇	

主编助理 马 杰 刘广义 花苏榕

人民卫生出版社

·北 京·

图书在版编目（CIP）数据

慢性肾脏病继发性甲状旁腺功能亢进症临床实践 /
陈丽萌，胡昭主编 . —北京：人民卫生出版社，2020.9
ISBN 978-7-117-30448-1

Ⅰ.①慢… Ⅱ.①陈…②胡… Ⅲ.①慢性病 —肾疾
病 —继发性疾病 —甲状旁腺疾病 —诊疗 Ⅳ.①R692
②R582

中国版本图书馆 CIP 数据核字（2020）第 166132 号

人卫智网	www.ipmph.com	医学教育、学术、考试、健康，购书智慧智能综合服务平台
人卫官网	www.pmph.com	人卫官方资讯发布平台

慢性肾脏病继发性甲状旁腺功能亢进症临床实践
Manxing Shenzang Bing Jifaxing Jiazhuangpangxian
Gongneng Kangjinzheng Linchuang Shijian

主　　编：陈丽萌　胡　昭
出版发行：人民卫生出版社（中继线 010-59780011）
地　　址：北京市朝阳区潘家园南里 19 号
邮　　编：100021
E - mail：pmph @ pmph.com
购书热线：010-59787592　010-59787584　010-65264830
印　　刷：三河市潮河印业有限公司
经　　销：新华书店
开　　本：787 × 1092　1/16　印张：10.5
字　　数：256 千字
版　　次：2020 年 9 月第 1 版
印　　次：2020 年 9 月第 1 次印刷
标准书号：ISBN 978-7-117-30448-1
定　　价：49.00 元

打击盗版举报电话：010-59787491　E-mail: WQ @ pmph.com
质量问题联系电话：010-59787234　E-mail: zhiliang @ pmph.com

审稿专家（以姓氏汉语拼音为序）

艾志龙	复旦大学附属中山医院	吕 珂	中国医学科学院北京协和医院
陈 靖	复旦大学附属华山医院	唐 鹏	陆军军医大学第一附属医院
陈 曦	上海交通大学医学院附属瑞金医院	田 芬	青岛大学附属医院
陈丽萌	中国医学科学院北京协和医院	王 鸥	中国医学科学院北京协和医院
陈晓农	上海交通大学医学院附属瑞金医院	王宁宁	江苏省人民医院
程歆琦	中国医学科学院北京协和医院	吴耀华	哈尔滨医科大学附属第一医院
付庆锋	吉林大学中日联谊医院	杨聚荣	重庆医科大学附属第三医院
何向辉	天津医科大学总医院	姚 丽	中国医科大学附属第一医院
贺青卿	中国人民解放军联勤保障部队第九六〇医院	于 阳	中国医学科学院北京协和医院
胡 亚	中国医学科学院北京协和医院	张 凌	中日友好医院
胡 昭	山东大学齐鲁医院	张 萍	浙江大学医学院附属第一医院
霍 力	中国医学科学院北京协和医院	张竹花	中国医学科学院北京协和医院
贾俊亚	天津医科大学总医院	赵 祯	四川大学华西医院
廖 泉	中国医学科学院北京协和医院	郑亚莉	宁夏回族自治区人民医院
刘 嘉	吉林大学白求恩第一医院	郑智华	中山大学附属第七医院

校 对　艾三喜　郑西希　纪培丽　马丹娜

感 谢：
中国研究型医院学会甲状旁腺及骨代谢疾病专业委员会
宁夏回族自治区重点研发计划（对外科技合作专项）东西部
合作项目：跨区域多学科合作慢性肾脏病矿物质及骨代谢异常
一体化诊疗策略建立及临床应用（2018 BFG 02010）

主编简介

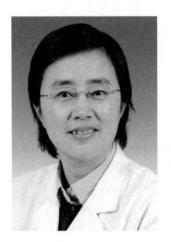

陈丽萌

主任医师,教授,博士生导师,现任中国医学科学院北京协和医院肾内科副主任,协和学者特聘教授,美国肾脏病学会杂志(JASN)副主编。中国研究型医院学会甲状旁腺及骨代谢病专业委员会副主任委员,继发性甲旁亢学组组长;中国研究型医院学会罕见病分会理事,中国医师协会肾脏内科医师分会全国常委(2011—2017),北京医学会肾脏病学分会常委,北京罕见病诊疗与保障学会副会长。

从事医教研工作 20 余年,完成美国 NIH 博士后,芝加哥大学国际医学教育学者项目以及加州大学旧金山分校临床科研设计项目培训。多次被评为北京市及院校优秀教师,获得 7 次医疗成果奖,主持包括 6 项国家自然科学基金等 20 余项国家及省部级科研和教改项目,领导多项全国多中心临床研究。

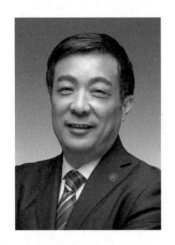

胡 昭

主任医师,教授,博士生导师,现任山东大学齐鲁医院肾内科主任。兼任中华医学会肾脏病学分会第八届常委,中国医师协会肾脏内科医师分会常委,中国研究型医院学会甲状旁腺与骨代谢病专业委员会副主任委员,中国非公立医疗机构协会肾脏病透析专业委员会副主任委员,中国康复医学会肾脏病康复专业委员会副主任委员,中国营养保健食品协会特殊医学用途配方食品应用委员会副主任委员。山东省医学会肾脏病学分会第四届主任委员,山东省医师协会内科医师分会副会长、肾内科医师分会主任委员,山东省研究型医院协会肾脏病分会主任委员,山东省康复医学会肾脏康复专业委员会主任委员。长期从事肾脏病学的临床、教学、科研及住院医师规范化培训工作,在肾脏科常见病、多发病的诊治及疑难危重症救治方面积累了丰富的临床经验。承担国家、省部级课题 12 项,获各种奖励 10 项。担任国家卫生健康委员会的住院医师规范化培训教材《肾内科学》副主编、研究生教材《肾内科学》编委。

序 一

近一个世纪以来，通过临床医生和研究者的不懈努力，人们对慢性肾脏病的探索与认知取得了瞩目进展——肾脏替代治疗让终末期肾病患者的生命得以延续。然而其随之带来的并发症，如继发于慢性肾脏病的矿物质骨代谢异常（CKD-MBD），特别是继发性甲状旁腺功能亢进等并发症成为威胁患者生存质量的重要问题。

由于该病在诊疗过程中需要肾内科、内分泌科、基本外科等多科室间密切配合，多学科和团队（MDT）合作就在向患者提供综合有效评估和制订个体化精准治疗方案等方面发挥了重要作用。北京协和医院 MDT 合作可以追溯到 20 世纪 40 年代，刘士豪、曾宪九、朱预、毕增祺等医学大家为我们树立了优秀典范，在一代代协和人的共同努力下，甲状旁腺 MDT 团队成为协和临床特色之一，也在全国起到了引领作用。

今天，我们欣喜地看到全国多学科专家、中青年骨干一起两历寒暑，在中国研究型医院学会甲状旁腺和骨代谢疾病专委会的带领下，完成了《慢性肾脏病继发性甲状旁腺功能亢进症临床实践》一书。本书编写过程中，紧密围绕临床实践，不仅采纳了国内外最新指南、专家共识和循证依据等，更结合参编专家的个人实践经验，针对广大医生实际临床工作中存在的普遍问题，给出了具有针对性和可操作性的解答和建议，相信会对读者有较好的指导作用。

最后，由衷希望本书能够推动全国继发性甲状旁腺功能亢进症的多学科合作，进一步规范和提升诊疗水平，为建设"健康中国"做出贡献。

赵玉沛
中国医学科学院北京协和医院院长
中国科学院院士
中国科学技术协会副主席
中华医学会常务副会长
2020 年 8 月

序 二

　　欣闻《慢性肾脏病继发性甲状旁腺功能亢进症临床实践》一书即将与读者见面，慢性肾脏病矿物质及骨代谢异常（CKD-MBD）、继发性甲状旁腺功能亢进是肾内科、内分泌和外科等多学科共同管理的疾病。从1942年我国钙磷代谢研究领域的先驱刘士豪和朱宪彝教授在国际著名期刊 Science 上首次提出了"肾性骨营养不良（renal osteodystrophy）"，到21世纪初改善全球肾脏病预后组织（KDIGO）提出 CKD-MBD 概念。经典的肾脏、甲状旁腺、骨器官之间的 cross-talk，进一步拓展到血管和软组织钙化，以及由此带来的 CKD 进展和死亡终点事件。在继发甲旁亢的诊治中，我们可以看到基础研究联合循证医学从未如此深刻地改变疾病的诊治现状。随着甲状旁腺上维生素 D 受体、钙敏感受体和 FGF23 受体的相继发现，带来了一批治疗甲旁亢新药的研发和问世，大大减少了甲状旁腺手术的需求；另一方面进入循证医学时代，与预后相关的钙、磷、甲状旁腺激素治疗靶目标的相继确定，血液净化技术突飞猛进，大大改观了慢性肾脏病患者的长期生存率和生活质量。

　　但是我国幅员辽阔，各地区医疗资源和经济水平存在不均衡，CKD-MBD 继发甲旁亢的规范诊疗和达标情况存在较大差异，情况并不容乐观。如何利用现有的循证依据、结合专家的临床经验，带领全国同行，组建多学科 MDT 团队，因地制宜的开展适合中国国情的 CKD-MBD 继发甲旁亢的诊疗实践，正是中国研究型医院学会甲状旁腺及骨代谢疾病专委会的重要学术任务和职责。在学会的带领下，这部历时两年，肾脏内科、内分泌科、基本外科、影像、病理等多学科专家共同完成的专著，不仅有最新的学术进展、国内外指南和共识，更有多学科专家多年临床一线所凝聚的实践经验。希望这部简明扼要的实用型专著，能够成为广大一线和基层的医务工作者快速学习的好工具和案头书。

　　2016年，习近平总书记提出"把人民健康放在优先发展战略地位"的战略，慢性病管理的重要性日益凸显，在全面建设小康社会，致力于实现"健康中国"的今天，我们由衷希望全国多学科同行携手合作，共同推进 CKD-MBD 诊治和研究，为广大患者带来福祉，为人民的卫生健康事业贡献更大的力量。

宁光

中国工程院院士

上海交通大学医学院附属瑞金医院院长

2020年9月

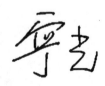

前　言

　　人类第一次从尿液中发现磷可以追溯到 16 世纪,但直到 1942 年北京协和医院刘士豪教授首先提出并命名了肾性骨营养不良(renal osteodystrophy),开启了慢性肾脏病矿物质与骨异常(chronic kidney disease mineral and bone disorder,CKD-MBD)研究和临床诊治的新纪元。我国慢性肾脏病患病率已超过 10%,CKD-MBD 作为其重要的并发症,已成为慢性肾脏病(CKD)患者致残、致死等不良结局的重要病因,而我国医院(特别是基层医院)依然存在 CKD-MBD 知晓率低、检查不合理、治疗不规范和治疗达标率低等问题。

　　CKD-MBD 患者的钙磷代谢异常、活性维生素 D 水平降低和甲状旁腺功能亢进是其多器官受累的病理生理基础和治疗的关键,需要多学科合作,并根据患者病情制订个体化诊疗方案,如规范化的营养治疗和药物治疗、手术治疗的时机及术式、随诊方案等。因为我国各地区卫生经济状况的差异,国际通行的指南主要基于国外人群的循证医学证据,在手术治疗领域缺乏高质量的研究证据,并不完全适用于我国患者(特别是基层患者)诊治现状。而对于那些早期没有得到规范化管理、甲状旁腺激素水平严重升高、合并严重骨代谢异常甚至畸形的终末期肾病患者,在未来相当长的时间内,药物和手术治疗依然并重。

　　为了进一步普及我国慢性肾脏病继发性甲状旁腺功能亢进症的诊疗规范,为一线临床医生提供切实可行的诊疗措施,由中国研究型医院学会甲状旁腺及骨代谢专业委员会携手全国肾内科、基本外科、内分泌科、影像科和病理科等多学科中青年专家一起,历时两年,共同编撰完成了本书。我们还有幸邀请到了全国本领域的著名专家和学者担任本书的审稿专家。本书在编撰过程中参照了国内外最新的指南和研究进展,注重临床实践,希望为广大临床医师对 CKD-MBD,特别是慢性肾脏病继发性甲状旁腺功能亢进症患者的诊治提供参考。

　　"生有涯而知无涯",因为认识水平的限制,本书的相关理念和原则也会随着学科的发展在实践中不断修正和更新,对于本书中存在的不足和错漏之处,恳请读者给予指正,以便再版时改进。

陈丽萌　廖　泉

2020 年 6 月于北京

目 录

第一章

慢性肾脏病继发性甲状旁腺功能亢进症诊治的多学科管理

继发性甲状旁腺功能亢进症(secondary hyperparathyroidism,SHPT)是由于各种原因刺激甲状旁腺,使之分泌过多的甲状旁腺激素(parathyroid hormone,PTH),常见于慢性肾脏病(chronic kidney disease,CKD)、维生素 D 缺乏或代谢异常性疾病等。该病的病因复杂、临床表现多样、解剖位置个体差异大;诊治过程中又涉及多学科、多专业的疾病,其定性诊断需要肾内科、内分泌科、骨科、泌尿外科、检验科等合作,定位诊断需要核医学科、超声科、影像科等的配合,治疗中需要普通外科、麻醉科、病理科、胸外科、耳鼻喉科等科室的协作。多学科团队(multidisciplinary team,MDT)可以针对不同患者的具体病情特点,综合不同专业的临床经验,做出个性化的诊治意见,提高 SHPT 的整体诊治水平。

一、SHPT 的定性和定位诊断

SHPT 的定性诊断并不困难,患者常伴有 CKD,有长期透析病史,血 PTH 水平往往升高非常明显,诊断明确。但是也有部分患者因为所在地区肾内科医师对 SHPT 的认识不足,临床症状不典型,首诊科室对 SHPT 相关并发症的认识亦不充分(例如,因泌尿系结石首诊泌尿外科,因骨折首诊骨科,或是异位 SHPT 因发现纵隔肿物或鼻咽部肿物首诊胸外科和耳鼻喉科等),导致漏诊和误诊。这就需要相关科室医师对该病有认识,及时请肾内科和内分泌科会诊,共同诊治。

SHPT 的手术干预时机及策略仍有较多争议,但无论施行何种手术,准确的术前定位是手术成功的前提,不仅可以增加术中探查的效率,而且可以减少遗漏切除增生甲状旁腺的概率。甲状旁腺超声简单、无创、价格低,是 SHPT 的首选定位手段,但是只有经过专门训练的超声科医师才能准确识别病变的甲状旁腺。除常规甲状旁腺超声之外,还有弹性成像、细针穿刺等检查,可以使超声检查的正确率在 90% 以上。甲状旁腺核素显像锝 -99m- 甲氧基异丁基异腈(^{99m}Tc-MIBI)是 SHPT 的另一个常用定位手段,术前进行甲状旁腺超声和 ^{99m}Tc-MIBI 显像联合定位,可以大大增加诊断准确率。对于 MIBI 阴性的患者,可使用 ^{11}C-choline

PET/CT 检查,其敏感性高于传统的 MIBI,可达 92%,可以发现很多 MIBI 阴性的病灶。对于异位甲状旁腺、定位不清以及二次甚至多次手术后的患者,除了超声、MIBI、PET/CT 之外,常需要颈部 CT、术中超声、术中 PTH 检测等手段共同定位。MRI 在定位作用中具有无辐射和不需要静脉造影等优点,但使用率低,且有幽闭恐惧症者禁用。联合应用两种或两种以上检查方法可提高功能亢进腺体的阳性预测值,推荐联合应用不同的影像学检查进行术前定位。多学科协作在寻找病变甲状旁腺的过程中发挥着重要的作用。

二、SHPT 的药物治疗

多种疾病或状态可导致 SHPT,其具体治疗策略因原发疾病的不同有所差异,且应由不同专科医师负责主导。

CKD 患者的 SHPT:由肾内科医师负责整体管理策略的制订,建议保证合理的钙和维生素 D 摄入,低磷饮食联合口服降磷药物以协助控制高磷血症。由于此类患者肾脏活性维生素 D 合成的能力下降,在很长的时期以来,活性维生素 D 或其类似物是 CKD 患者的主要治疗药物,以抑制 PTH 的合成与分泌。常用药物包括骨化三醇、帕立骨化醇、马沙骨化醇等。近年来,拟钙剂(calcimimetics)在动物及临床前研究中均已被证实可抑制甲状旁腺细胞的增殖,其中盐酸西那卡塞(cinacalcet)已被批准用于 CKD 患者 SHPT 的临床药物治疗。多项大样本的临床研究,包括一项来自中国的多中心随机对照研究,均显示西那卡塞可较安慰剂组显著降低血 PTH 水平,降低血钙水平和钙磷乘积。此外,一个新的拟钙剂 etelcalcetide 近期进入临床研究,在降低 PTH 水平的主要终点方面不劣于西那卡塞,但对于心血管病死率、骨折等的影响还需要进一步的研究证实。

其他原因所致的 SHPT 较为复杂,临床中亦应注意识别,通常由内分泌科医师负责制订诊疗策略。例如对于维生素 D 缺乏/不足导致的 SHPT,建议增加日照时间,摄入富含维生素 D 及钙的食物。同时,需要给予普通维生素 D 制剂。对于肾脏 1α 羟化酶缺陷的患者,如假性维生素 D 缺乏性佝偻病患者,应选择不需要 1α 羟化的维生素 D 制剂,包括骨化三醇($0.25\sim1\mu g/d$)、阿法骨化醇或二氢速固醇(双氢速甾醇)($0.2\sim1mg/d$)。而对维生素 D 受体抵抗的患者,通常需要大剂量的维生素 D 制剂,治疗过程中需要监测血、尿钙磷水平等调整用药。多学科协作在制订最佳药物方案中发挥着重要的作用。

三、SHPT 的手术治疗

甲状旁腺切除术(parathyroidectomy,PTX)主要针对难治性 SHPT 患者,可以有效降低 PTH、改善钙磷代谢、提高患者生存质量。多项研究均提示 PTX 可以有效缓解骨痛、肌无力和瘙痒等症状,减少骨折风险,改善血清生化指标异常,以及改善心率变异性,提高患者生活质量,并降低全因死亡风险 33%,心血管死亡风险 37%。

目前,国内外对 SHPT 患者行 PTX 治疗的手术指征仍存在一定的争议。2013 年版日本指南中推荐持续性血清全段甲状旁腺激素(intact parathyroid hormone,iPTH)>500pg/ml,存在高磷血症和/或高钙血症且对药物治疗无效的 SHPT 患者行 PTX 治疗。2015 年欧洲内分泌外科专家共识推荐的指征中 iPTH>800pg/ml。2016 年《中国实用外科杂志》发布的专家共识中推荐的 PTX 指征:① iPTH 持续 >800pg/ml(正常值 16~62pg/ml);②药物治疗无效的持续性高钙和 / 或高磷血症;③具备至少一枚甲状旁腺增大的影像学证据,直径 >1cm 并且有丰富的血流;④以往对活性维生素 D 及其类似药物治疗抵抗。

然而,目前尚缺乏我国自己的数据,上述指南大多根据欧美或日本人群的研究制定。我国 CKD 长期透析的 SHPT 患者大都病程长,经济状况、身体状况、心理状况均较差,手术风险大;考虑手术时大都血清 iPTH>1 000pg/ml;且目前新型药物的使用率较低。具体的手术指征和风险 / 获益比需要多学科团队联合讨论,制订个体化治疗方案。

SHPT 有多种手术方式,目前学术界尚无统一的意见,指南中亦未提及。常用的三种术式包括甲状旁腺全切术、甲状旁腺全切术 + 甲状旁腺自体移植术,以及甲状旁腺次全切除术。还有一些其他手术 / 操作治疗方式的报道,包括北京协和医院提出的颈丛阻滞麻醉下的小切口计划性分期手术,以及甲状旁腺微波消融、射频消融、高强度聚焦超声、乙醇注射、乙酸注射等,均有文献报道。不同手术方式有各自的优点及缺点,需要结合个体病例的特点来选择。总体来说,一般情况好的患者可考虑三种常用术式;而一般情况差、全身麻醉风险极高的患者可以考虑计划性分次手术或者其他微创方式。

四、新时代、新发展——多学科、多中心共治 SHPT

北京协和医院从 1958 年开始对甲状旁腺功能亢进症(简称甲旁亢)行多学科联合诊治,2010 年由基本外科、肾内科、内分泌科、核医学科和超声科联合讨论制定了院内 SHPT 的多学科诊疗流程。MDT 诊疗模式可使患者得到系统、规范的治疗,也为个体化的随访提供了保障。

2016 年,在赵玉沛院士和宁光院士的关怀和支持下,北京协和医院和上海瑞金医院联合牵头成立了中国研究型医院学会甲状旁腺和骨代谢疾病专业委员会。这是国内该领域唯一的二级学会,更是一个多学科、多中心的学术团体,参加人员在多学科的基础上进行院际合作,在更广泛的区域内提高甲状旁腺功能亢进症的诊治水平。2017 年 11 月委员会成立了 SHPT 学组和青委会,规范继发性甲状旁腺功能亢进症的治疗,为国内相关领域储备人才。同时专委会在国内建立了患者网络数据登记系统,收集全国甲状旁腺功能亢进症患者诊疗资料,进行全国甲状旁腺功能亢进症流行病学调查,开展规范化诊治宣传教育,提高全国甲状旁腺功能亢进症的整体诊治水平。SHPT 学组还通过继续教育学习班的形式在基层医院推进 SHPT 手术干预策略知识的普及。

综上所述,MDT 模式打破传统分科治疗模式,通过多学科的交叉协作,可以更好地发挥各学科优势。这些相关学科的内容均会在本书相关章节中进行阐述,帮助各学科的医师们相互了解,共同为 SHPT 患者提供精准、个体化的治疗,最大限度地提高治疗效果。未来我们应在临床、基础研究等方面进行更密切的合作,不断提高我国 SHPT 诊治的整体水平,共同走向国际学术舞台。

（廖　泉）

参考文献

［1］ KIDNEY DISEASE: IMPROVING GLOBAL OUTCOMES (KDIGO) CKD-MBD UPDATE WORK GROUP. KDIGO 2017 Clinical practice guideline update for the diagnosis, evaluation, prevention, and treatment of chronic kidney disease-mineral and bone disorder (CKD-MBD). Kidney Int Suppl, 2017, 7 (1): 1-59.

［2］ SCHNEIDER R, BARTSCH DK. Role of surgery in the treatment of renal secondary hyperparathyroidism. Br J Surg, 2015, 102 (4): 289-290.

［3］ 胡亚, 花苏榕, 王梦一, 等. 颈丛阻滞麻醉下分期手术治疗继发性甲状旁腺功能亢进症的初步探索. 中华外科杂志, 2018, 56 (7): 528-532.

［4］ 中国医师协会外科医师分会甲状腺外科医师委员会, 中国研究型医院学会甲状腺疾病专业委员会. 慢性肾功能衰竭继发甲状旁腺功能亢进外科临床实践专家共识. 中国实用外科杂志, 2016, 36 (5): 481-486.

第二章

慢性肾脏病继发性甲状旁腺功能亢进症的流行病学

矿物质和骨异常(mineral and bone disorder,MBD)是慢性肾脏病常见并发症之一。随着肾功能水平的下降,CKD患者逐渐出现血钙、血磷、甲状旁腺激素(PTH)、维生素D等代谢异常,这些异常指标的出现时间、程度和变化幅度个体差异较大。继发性甲状旁腺功能亢进症是慢性肾脏病矿物质与骨异常(chronic kidney disease mineral and bone disorder,CKD-MBD)常见的严重并发症之一。CKD患者出现甲状旁腺激素分泌增加,可进一步加重钙磷代谢紊乱,促进骨转运、骨纤维化和矿化,可形成纤维性骨炎,还会加重血管及软组织钙化,增加CKD患者的心血管病死率和全因死亡率。

在CKD的早期,当患者血钙、血磷还处于正常范围内时,就可能出现血PTH水平升高。CKD人群的横断面数据显示,血钙、血磷在估算的肾小球滤过率(estimated glomerular filtration rate,eGFR)>40ml/(min·1.73m²)时无明显异常,并且在eGFR>20ml/(min·1.73m²)前相对稳定,然而已有12%的患者在eGFR>80ml/(min·1.73m²)时全段甲状旁腺激素(iPTH)水平接近正常上限,eGFR<60ml/(min·1.73m²)时近60%的患者合并PTH水平升高。我国的资料数据也显示,从CKD3期开始,约50%的患者出现了PTH的异常。最新透析预后与实践研究(dialysis outcomes and practice patterns study,DOPPS)中,2017年12月美国全国透析数据显示PTH>300pg/ml的患者占63%,而>600pg/ml占24%。2012年我国一项多中心横断面研究纳入了9个省2 074例维持性血液透析患者,iPTH水平达标率(150~300pg/ml)仅为26.5%。至2016年底,上海维持性透析患者中PTH>600pg/ml约占16%,可见我国SHPT控制率并不理想。

SPHT还与CKD患者预后密切相关。一项基于美国肾脏病数据系统(United States Renal Data System,USRDS)的回顾性研究,纳入了14 829例血液透析患者,并随访3年的结果显示,iPTH水平与心血管事件和病死率相关,当iPTH水平>480pg/ml时,心血管事件和全因死亡风险明显增加。对2 097例原发性甲状旁腺功能亢进症患者随访7 338人年的结果也显示,iPTH水平是未经治疗的患者全因死亡的唯一危险因子。一项对663例普通老年人群随访期长达7.8年的研究显示,iPTH浓度增高和全因死亡风险增加相关,主要原因是致命的心血管事件。针对非 CKD 患者的流行病学和基础研究也证实,iPTH 升高除了会影响个体的内皮功能,还可增加左心室质量、血压以及心血管病死率。不论有无基础心脏疾病,多项研究均发现 iPTH 升高与发生心力衰竭、心血管死亡或全因死亡增加相关。因此,需要充分重视 PTH 升高对 CKD 患者产生的不良后果。

但是对于 CKD 患者而言,并不是 PTH 越低越好。CKD 患者 PTH 增加是机体的适应性反应,如果治疗导致甲状旁腺过度抑制,则可能出现骨转运功能下降或无动力性骨病,不仅不能提高生存率,还可能增加死亡风险。一项纳入 106 760 例血液透析患者的 8 年随访研究发现,过低或过高的 iPTH 水平(iPTH<100pg/ml 和 iPTH ≥ 800pg/ml)都与高钙血症相关。2012 年发表的基于肾脏早期评估计划(kidney early evaluation program,KEEP)队列的研究,对 10 823 例 CKD 患者[eGFR<60 ml/(min·1.73m^2)]随访 25 794 人年,根据 iPTH 水平将患者分为 5 组,高 iPTH 和低 iPTH 组患者和新发终末期肾病患者的病死率均较高,可见需要维持 CKD 患者 iPTH 水平在合适的目标内。

总之,CKD 患者中 SHPT 发生率高,与 CKD 患者钙磷代谢紊乱和预后密切相关。由于早期对 CKD-MBD 的认识率和治疗率较低,加之新型药物(包括非含钙磷结合剂、选择性活性维生素 D 制剂和拟钙剂等)进入我国较晚,目前我国 SHPT 的防控工作形势仍然较为严峻,需要多学科共同努力进行综合管理。

(陈孜瑾　陈晓农)

参考文献

[1] Correction to "Prevalence of abnormal serum vitamin D, PTH, calcium, and phosphorus in patients with chronic kidney disease: results of the study to evaluate early kidney disease". Kidney Int, 2009, 75 (11): 1237.

[2] 姜鸿,徐志宏,张凌,等. 慢性肾脏病 3~5 期透析前患者矿物质及骨代谢紊乱的调查分析. 中国血液净化杂志, 2012, 11 (7): 360-364.

[3] Arbor Research Collaborative for Health. US-DOPPS Practice Monitor[DB/OL]. (2018-10-27)[2020-08-10]. https://www. dopps. org/dpm/

[4] KONG X, ZHANG L, ZHANG L, et al. Mineral and bone disorder in Chinese dialysis patients: a multicenter study. BMC Nephrol, 2012, 13: 116.

第三章

慢性肾脏病继发性甲状旁腺功能亢进症的发病机制

继发性甲状旁腺功能亢进症是 CKD 患者钙磷代谢紊乱和维生素 D 作用减退进行性加重的适应性反应,其特征是甲状旁腺增生和 PTH 合成和分泌异常增加。正常生理状态下,甲状旁腺细胞很少分裂,处于静息状态,但 CKD 时因低钙、高磷、活性维生素 D 低下等促有丝分裂物质的刺激,可以发生细胞增殖。最初表现为细胞肥大和弥漫性增生,后期表现为结节性增生,以多克隆性增生常见,严重者可呈现单克隆性增生,甲状旁腺腺体体积显著增大。近年来,围绕 CKD 患者 SHPT 及甲状旁腺增生的发病机制虽有很多进展,但确切的机制仍未阐明,有待更多的基础和临床研究(图 3-1)。以下是目前研究较多的发病机制。

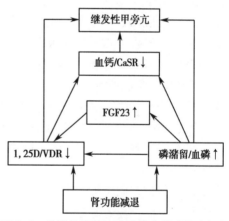

图 3-1 继发性甲状旁腺功能亢进症发生机制

一、低钙血症与钙敏感受体下调

无论在生理状态还是病理情况下,细胞外钙离子都是快速调节 PTH 分泌的重要因素。血钙下降可在数分钟内刺激甲状旁腺细胞释放贮存于分泌泡中的 PTH,同时抑制 PTH 泡内降解,促进降解片段的再利用;数小时或数日后刺激 PTH 基因表达及蛋白合成增加;数周或数月后还能促进甲状旁腺细胞分裂及组织增生,进一步导致 PTH 合成增多,释放增加。CKD 患者由于磷潴留、活性维生素 D [1,25-$(OH)_2D_3$]缺乏、胃肠道钙吸收减少等因素,低钙血症极易发生,血钙微小的降低就可迅速刺激 PTH 释放增加。

细胞外钙离子的变化可直接通过甲状旁腺细胞膜上的钙通道传入胞内,也可通过钙敏感受体(Ca^{2+}-sensing receptor,CaSR)而发挥作用。血钙升高可以激活 CaSR,通过磷酸肌醇途径迅速导致细胞内钙离子浓度升高,抑制 PTH 释放,促进 PTH 在甲状旁腺胞内降解,同时负性调节 PTH 基因的转录。在 CKD 伴 SHPT 患者的甲状旁腺组织中,CaSR 基因和蛋白表达显著下降,结节性增生部位比弥漫性增生部位更加明显,导致细胞外钙离子对 PTH 的抑制能力下降,PTH 分泌亢进。拟钙剂是 CaSR 的变构调节剂,作用于受体的跨膜段,诱导构象改变,促使信号转导增强,从而增加甲状旁腺对细胞外钙离子的敏感性。给予拟钙剂治疗后可显著上调尿毒症患者甲状旁腺 CaSR 水平,抑制 PTH 生成和释放,抑制甲状旁腺增生。

二、维生素 D 系统异常

$1,25(OH)_2D_3$ 是调节甲状旁腺功能和细胞增殖的重要激素,$1,25(OH)_2D_3$ 通过与甲状旁腺细胞细胞核内特异性维生素 D 受体(vitamin D receptor,VDR)结合,引起 VDR 磷酸化,并吸引核内维 A 酸受体(retinoic acid receptor,RXR),形成 1,25D/VDR/RXR 复合体,进而与靶基因启动子中维生素 D 反应元件(vitamin D response element,VDRE)结合,发挥基因调控作用。主要包括:①直接抑制 RNA 聚合酶Ⅱ介导的 PTH 基因转录及蛋白合成;②促使周期蛋白依赖性激酶抑制因子(cyclin-dependent kinases inhibitor,CKI)p21、p27 表达增加,阻止细胞从 G1 期进入 S 期,抑制甲状旁腺细胞增殖;③上调 CaSR 基因表达,并可能通过细胞周期素 D1(cyclin D1)影响细胞增殖。另外,$1,25(OH)_2D_3$ 还可以增加肠道对钙磷的吸收,导致血钙上升,间接抑制 PTH 分泌和甲状旁腺细胞增殖。

CKD 患者由于营养不良、维生素 D 摄入不足、肾脏 1α 羟化酶功能异常等,致使肾脏 $1,25(OH)_2D_3$ 合成明显减少,在 CKD2 期就已经出现,并随肾功能减退进行性加重。在 CKD 伴 SHPT 患者中,甲状旁腺细胞中 VDR 数目明显减少,结节性增生部位较弥漫性增生部位更为严重。同时,VDR 活化后与靶基因上 VDRE 的亲和力明显下降,细胞核内 RXR 表达显著减少。这些机制共同导致 CKD 患者活性维生素 D 作用异常,对 PTH 基因转录和细胞增殖的抑制作用明显减弱,给予 $1,25(OH)_2D_3$ 或 VDR 激动剂治疗可以显著纠正甲状旁腺功能亢进症,抑制甲状旁腺增生。

三、高磷血症

CKD 患者因肾小球滤过率(glomerular filtration rate,GFR)下降、肾小管功能减退等因素极易造成磷潴留,因而刺激 PTH、成纤维细胞生长因子 23(fibroblast growth factor 23,FGF23)等降磷激素的合成及释放增加。PTH 和 FGF23 升高可显著抑制肾脏近端小管对磷的重吸收,促进尿磷排泄,使血磷保持正常。因此,CKD 初期血磷正常是以 PTH、FGF23 等激素代偿性升高为代价的,只有当 $GRF<20\sim25ml/(min\cdot1.73m^2)$ 时,临床上才真正出现高磷血症。

以往观点认为磷潴留主要通过降低血钙、抑制肾脏 $1,25(OH)_2D_3$ 合成、引起骨骼抵抗等途径,间接促进 PTH 合成及释放。然而,近来研究证实血磷升高有可能直接刺激 PTH 合成分泌,作用机制包括:① AU 碱基富集区 RNA 结合因子 -1(AU-rich element-binding factor 1,AUF-1)结合到 PTH mRNA 的 3′ 端非翻译区,保护 mRNA 不受 RNA 酶降解,增加 PTH mRNA 的稳定性,导致 PTH 合成增加;②通过抑制 p21、诱导转化生长因子(transforming growth factor,TGF)高表达等刺激甲状旁腺细胞增殖。华山医院近期研究发现,高血磷还可以引起甲状旁腺细胞中花生四烯酸代谢异常,刺激环氧化酶 2(cyclooxygenase2,COX2)及其下游前列腺素 E2(prostaglandin E2,PGE2)通路高表达,直接促进甲状旁腺细胞增殖,导致甲状旁腺功能亢进症,而阻断 COX2 及其下游通路可明显纠正尿毒症大鼠甲状旁腺增生。

四、FGF23-FGFR1/Klotho 通路异常

FGF23 由成骨细胞和骨细胞分泌,可以直接抑制肾脏近端小管对磷的重吸收,抑制 1α 羟化酶的活性,进而减少 $1,25(OH)_2D_3$ 的合成,抑制肠道钙磷吸收,是机体调节钙磷代谢的重要激素。Klotho 是一种跨膜蛋白,可以调节 FGF23 的 4 种受体(FGFR1~4)的活性,使受体由低亲和力转为高亲和力。由于大多数组织都表达 FGFR,因此 Klotho 的表达决定了 FGF23 作用的靶器官。正常生理状态下,FGF23 可抑制甲状旁腺 PTH 的分泌和细胞增生,主要机制是 FGF23 与细胞膜上的 FGFR1/Klotho 二聚体结合后,使胞质内的细胞外调节蛋白激酶(extracellular regulated protein kinases,ERK1/2)磷酸化,磷酸化的 ERK1/2(pERK1/2)进一步激活细胞内核转录因子早期生长反应因子 1,抑制细胞增生和 PTH 基因转录,使 PTH 合成和分泌降低。

CKD 患者早期便可出现 FGF23 的升高和 Klotho 的下降,并随着肾功能的恶化进一步加重。研究发现,在 SHPT 患者甲状旁腺中 FGFR1、Klotho 表达下调,且随病变加重表达更低,可能导致 FGF23 在甲状旁腺作用抵抗,不能有效抑制 PTH 分泌。同时,血中升高的 FGF23 可以抑制 $1,25(OH)_2D_3$ 合成,进一步加重 SHPT 的发生。此外,研究显示 Klotho 还可能作用于甲状旁腺细胞膜上钠钾 ATP 酶的 1- 亚单位,直接调控 PTH 合成及分泌,故 CKD 患者 Klotho 水平下降也可能参与甲状旁腺病变。

五、其他机制

新近研究表明。诱导转化生长因子和表皮生长因子受体(epidermal growth factor receptor,EGFR)、mTOR 信号通路、微小 RNA、甲状旁腺激素相关蛋白(parathyroid hormone related protein,PTHrP)通路也参与了尿毒症甲状旁腺的增生,具体机制尚待进一步探索。华山医院最新研究发现 SHPT 患者甲状旁腺组织中炎症通路高度活化,应用活性维生素 D 可以通过抑制核因子 κB(NF-κB)而抑制甲状旁腺增生。

六、结语

综上所述,CKD 患者 SHPT 的发病过程受到多种致病因素的影响,仍有许多问题有待解决。目前临床上需要采用联合治疗方案,包括纠正钙磷代谢紊乱、应用维生素 D 受体激动剂(vitamin D receptor activator,VDRA)和拟钙剂治疗等,早期防治,合理应用内科及外科治疗手段,尽量维持血钙、血磷和血 PTH 在目标范围内,才能给患者带来临床获益。

(张 倩 陈 靖)

参考文献

［1］VERVLOET MG, SEZER S, MASSY ZA, et al. The role of phosphate in kidney disease. Nat Rev Nephrol, 2017, 13 (1): 27-38.

［2］KUMAR R, THOMPSON JR. The regulation of parathyroid hormone secretion and synthesis. J Am Soc Nephrol, 2011, 22 (2): 216-224.

［3］ZHANG Q, QIU J, LI H, et al. Cyclooxygenase 2 promotes parathyroid hyperplasia in ESRD. J Am Soc Nephrol, 2011, 22 (4): 664-672.

［4］SILVER J, NAVEH-MANY T. FGF-23 and secondary hyperparathyroidism in chronic kidney disease. Nat Rev Nephrol, 2013, 9 (11): 641-649.

［5］PORTILLO MR, RODRÍGUEZ-ORTIZ ME. Secondary hyperparathyroidism: pathogenesis, diagnosis, preventive and therapeutic strategies. Rev Endocr Metab Disord, 2017, 18 (1): 79-95.

第四章

慢性肾脏病继发性甲状旁腺功能
亢进症的病理类型

继发性甲状旁腺功能亢进症（SHPT）是 CKD 患者的常见并发症之一，表现为钙、磷、维生素 D 代谢异常，PTH 过度合成分泌及甲状旁腺组织增生等，严重者形成甲状旁腺腺瘤。

甲状旁腺为人体内分泌腺中较小的腺体之一。甲状旁腺一般位于甲状腺侧叶的后面和甲状腺囊之间（图 4-1），由咽囊内胚层发生，上对腺体和下对腺体分别由第 4 咽囊和第 3 咽囊发育而来。甲状旁腺数目个体差异较大，大部分正常人有 4 枚，分上、下和左、右 2 对，少数可有 2 枚或 3 枚，部分有 5 枚甚至更多（图 4-2）。女性甲状旁腺组织总重量平均为 142 ± 5.2mg，男性平均为 120 ± 3.5mg。正常甲状旁腺腺体表面有薄层结缔组织被膜，实质细胞排列成条索状或巢团状，分为主细胞和嗜酸性细胞（图 4-3）。主细胞可分泌甲状旁腺激素，其大小、形状比较均一，排列较为紧密。

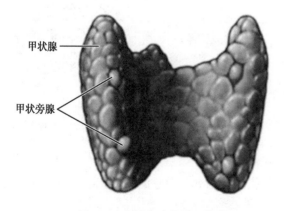

图 4-1 甲状旁腺位置示意图

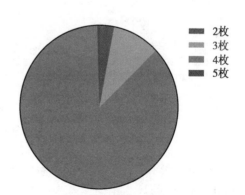

图 4-2 甲状旁腺腺体个数

生理状态下，甲状旁腺细胞很少分裂，处于静止状态，可通过调节单个细胞的分泌来满足机体对 PTH 的需要。CKD 患者持续的钙磷代谢紊乱可导致甲状旁腺组织增生。根据病理学形态特征可将其分为弥漫性增生、结节性增生 / 弥漫性增生、结节性增生 3 种病理类型。

另外,也有学者将甲状旁腺增生分为 4 种类型:弥漫性增生、弥漫性增生伴早期结节、结节样增生、单结节甲状旁腺。

1. **弥漫性增生**　甲状旁腺细胞普遍体积变大呈弥散增生,间质内仅见少量脂肪细胞,未见明显的纤维间隔或包膜形成。

2. **结节性增生**　所有甲状旁腺腺体内均可见单或多中心的膨胀生长、边界清楚的增生结节,脂肪细胞消失,结节内细胞成分一致,结节周围可见纤维间隔或包膜形成。

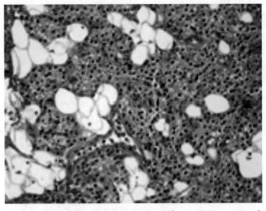

图 4-3　正常甲状旁腺组织切片(HE 染色,400×)

3. **弥漫性增生 / 结节性增生**　介于弥漫性增生与结节性增生之间,有纤维间隔形成趋势,但尚未形成明显及完整的纤维间隔。

另外,电镜下 SHPT 患者的甲状旁腺细胞线粒体及核蛋白体明显增多,提示增生肥大的甲状旁腺细胞呈高活性状态,同时粗面内质网、滑面内质网以及高尔基体未相应增多,提示其单细胞合成蛋白等物质的能力没有相应增强。

在长期的低钙、高磷、低活性维生素 D 等刺激下,甲状旁腺细胞最初表现为弥漫性增生。随着疾病进展,部分弥漫性增生的甲状旁腺细胞脱离细胞周期调控,增殖旺盛,形成小结节,成为单克隆起源,进而形成单克隆结节性增生。当结节粗大并形成囊状时,腺体体积显著增大,表现为结节性增生。多个结节最终可能增生融合为单个大腺瘤(图 4-4)。结节增生的甲状旁腺细胞维生素 D 受体表达明显减少,钙敏感受体密度显著降低,较弥漫性增生的细胞具有更高的增殖能力,伴分泌功能的极度活跃,因而 PTH 水平也显著增高。

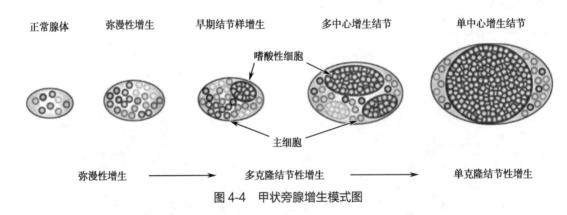

图 4-4　甲状旁腺增生模式图

SHPT 患者在甲状旁腺增生的过程中可表现为:①主细胞及嗜酸性细胞混合性增生,其细胞组成与 PTH 水平高低无关。②以多中心结节性增生为特征,并有不均衡性,表现为增生结节大小不一或同一患者不同腺体增生类型不同,可累及全部甲状旁腺,随着疾病进展,显示出从弥漫性增生—弥漫性 / 结节性增生—结节性增生过渡趋势。③增生的甲状旁腺组织内可出现陈旧性出血和钙化等继发性改变,以累及多个腺体为特征,陈旧性出血与钙化两者之间并无关联性,陈旧性出血可能与甲状旁腺持续增生、血管代偿增加、间质血管长期扩张充血后易于破裂有关,也可能与尿毒症患者出凝血功能障碍有关。出血可以在透析过程中反复发生和吸收,与透析龄无明显关系,甲状旁腺内反复出血、吸收及纤维化是否参与促成甲状旁腺的结节性增生值得进一步研究。有报道钙化的发生是一个累积过程,其程度与透析龄相关。

　　SHPT 患者单个增大腺体的质量可在 0.15g 以上,有的腺体甚至超过 10g。腺体重于 0.5g 的患者大部分是结节性增生。SHPT 患者甲状旁腺切除术后病理证实超过 90% 的腺体表现为结节性增生。与弥漫性增生相比,结节性增生的甲状旁腺维生素 D 受体和钙敏受体的表达下调更显著,更容易对骨化三醇药物治疗产生抵抗。另外,有研究表明西那卡塞在 SHPT 早期更有效,在伴有结节增生的晚期 SHPT 中可能无效。在有一个或多个腺体体积超过 0.5cm^3 或直径大于 1cm 的患者容易产生药物治疗抵抗。因此,分析 SHPT 患者甲状旁腺的增生状态及病理类型,有助于提高治疗的有效性和安全性。

（王宁宁　张丽娜）

参考文献

［1］ PRANESH J, PRAMATI RK, SOMASEKHAR R, et al. Diagnostic challenge: A case of pain abdomen. Abstract Submission FMPC 2015. J Family Med Prim Care, 2018, 7 (Suppl 1): S1-S68.

［2］ ZHANG L, XING C, SHEN C, et al. Diagnostic accuracy study of intraoperative and perioperative serum intact PTH Level for Successful parathyroidectomy in 501 secondary hyperparathyroidism patients. Sci Rep, 2016, 6: 26841.

［3］ RICHARDS ML, WORMUTH J, BINGENER J, et al. Parathyroidectomy in secondary hyperparathyroidism: Is there an optimal operative management？. Surgery, 2006, 139 (2): 174-180.

［4］ GUILMETTE J, SADOW PM. Parathyroid Pathology. Surg Pathol Clin, 2019, 12 (4): 1007-1019.

［5］ LU CL, YEIH DF, HOU YC, et al. The emerging role of nutritional vitamin D in secondary hyperparathyroidism in CKD. Nutrients, 2018, 10 (12): 1890.

［6］ 江瑶,查小明,邢昌赢,等.496 例继发性甲状旁腺功能亢进并甲状旁腺切除术患者的临床特点.中华肾脏病杂志,2016, 32 (8): 592-597.

［7］ PEISSIG K, CONDIE BG, MANLEY NR. Embryology of the parathyroid glands. Endocrinol Metab Clin North Am, 2018, 47 (4): 733-742.

［8］ TATERRA D, WONG LM, VIKSE J, et al. The prevalence and anatomy of parathyroid glands: a meta-analysis with implications for parathyroid surgery. Langenbecks Arch Surg, 2019, 404 (1): 63-70.

［9］ NAKAMURA M, ISHIDA H, TAKIGUCHI S, et al. Pathologic features of parathyroid glands associated with the pathogenesis of long-lasting persistent hyperparathyroidism after kidney transplantation in long-term dialysis patients. Transplant Proc, 2016, 48 (3): 874-877.

［10］ TOMINAGA Y, MATSUOKA S, SATO T, et al. Clinical features and hyperplastic patterns of parathyroid glands in hemodialysis patients with advanced secondary hyperparathyroidism refractory to maxacalcitol treatment and required parathyroidectomy. Ther Apher Dial, 2007, 11 (4): 266-273.

［11］ VULPIO C, BOSSOLA M, DI STASIO E, et al. Histology and immunohistochemistry of the parathyroid glands in renal secondary hyperparathyroidism refractory to vitamin D or cinacalcet therapy. Eur J Endocrinol, 2013, 168 (6): 811-819.

第五章

慢性肾脏病继发性甲状旁腺功能
亢进症的临床表现

慢性肾脏病继发性甲状旁腺功能亢进症（SHPT）早期临床症状不明显，可能仅有血全段甲状旁腺激素及生化改变：血钙偏低或正常；血磷增高或正常。随病情加重，临床表现逐渐明显，可表现为高钙血症、高磷血症、明显骨痛、肌无力、瘙痒，甚至骨折、骨骼畸形等。当甲状旁腺由弥漫性增生发展为腺瘤样增生，自主分泌高水平 PTH，血钙、血磷水平对 PTH 调控能力下降，可出现三发性甲状旁腺功能亢进（tertiary hyperparathyroidism，THPT）。高钙血症表现为轻中度血钙升高，血清校正钙一般不超过 3.0mmol/L，多因含钙的磷结合剂和维生素 D 类似物不合理应用，以及高转换性骨病骨吸收和骨钙释放入血导致，这也是 THPT 阶段高磷血症的重要原因。

一、骨骼系统

SHPT 患者骨骼系统早期无明显症状，晚期可有：

1. **骨折、骨痛**　骨痛是最常见的症状，常发生在承重骨，足跟、髋骨、腰、背等部位，可伴明显压痛。初期仅表现为骨骼疼痛，伴随肌无力，晚期四肢活动及肌力明显受限，表现为下蹲困难、上下楼困难和"鸭子样步态"的行走困难等，疼痛进行性加重逐渐延至全身。骨折多见于肋骨、脊柱、髋部等，椎体压缩骨折可导致脊柱侧凸、胸廓变形缩小、鸡胸驼背、身高缩短，严重者可出现退缩人综合征。突然的胸痛可能为肋骨骨折，多见于骨质减少症和软骨病患者。

2. **骨骼变形**　骨骼变形可发生于有肾性佝偻病的儿童及严重骨病的成人，长骨变弯，多个椎体的骨折可致身材变矮，脊柱侧弯，驼背，腰椎骨折。上颌骨、下颌骨和 / 或颧骨增生，出现头面部狮面样畸形，常同时合并构音及听力障碍、胸廓脊柱畸形、身高缩短，严重者可出现呼吸困难和病理性骨折，也称 Sagliker 综合征；儿童可出现骨生长延迟，生长受限，骨骺脱离和股骨变形；SHPT 骨病大多表现为高转换性骨病，因此，PTH、骨特异性碱性磷酸酶和抗酒石酸酸性磷酸酶 5b 是 SHPT 骨病常用的骨代谢标志物，其升高程度与骨病严重程度常一致。

3. **其他** 部分患者还可能出现自发性肌腱断裂,儿童和青少年患者还可出现生长发育停滞。

二、异位钙化

常见部位有血管钙化、心脏瓣膜钙化、皮肤软组织(含关节周围)钙盐沉积、肺、胃和脑等器官钙化。高磷血症、高钙血症及炎症反应等是异位钙化的重要促发和进展因素。上述病理环境下血管平滑肌细胞和心脏瓣膜细胞向类似成骨样细胞转分化。眼结膜小血管钙化也很常见,活性维生素 D 过度应用可能是重要原因之一,钙类物质沉积在眼结膜小血管可导致局部刺激,表现为"红眼征"。

1. **血管钙化** 可以是外周血管钙化或冠状动脉、脑血管钙化,与动脉粥样硬化不同,此类动脉钙化发生在动脉中膜层,可累及冠状动脉在内的任何动脉。对管腔内径的影响不显著,更容易导致血管僵硬、顺应性下降、弹性丧失,进展性血管钙化的危险在于增加心血管疾病的风险。血管钙化使动脉弹性减退,临床上可导致心肌缺血、心肌梗死、充血性心力衰竭、高血压、脑卒中等。此外,还有一种特殊的发生于皮肤小动脉的钙化,可导致小动脉腔高度狭窄及闭塞,皮肤组织因缺血而出现暗红色斑块、溃疡、坏死性结痂,被称为钙化性尿毒症性小动脉病或钙化防御病(calciphylaxis)。钙化防御病相对少见,通常发生在血供丰富且覆盖有较多脂肪组织的区域,如胸腹部、大腿,此外也可发生在肢端和内脏,常因疾病进展迅速、继发严重感染,病死率高、预后差。

2. **心脏钙化** 传导系统钙化可导致一度、二度甚至三度传导阻滞,严重者可致阿 - 斯综合征、抽搐,甚至发生猝死;心脏瓣膜钙化主要累及左心瓣膜,以主动脉瓣病变最多见,其次是二尖瓣,病理特点是瓣膜中脂质和胶原沉积,炎症细胞(如 T 淋巴细胞和巨噬细胞)浸润,包含类平滑肌细胞和类成骨细胞的钙化组织。严重时致瓣膜关闭不全及狭窄,出现明显的心脏杂音,可引起左心室流出道狭窄,进而出现充血性心力衰竭。晚期则会广泛地波及整个心肌,并会因低心排血量而导致死亡。

3. **皮肤软组织(含关节周围)钙盐沉积症** 皮肤软组织(含关节周围)钙盐沉积症的病因仍不清楚,目前认为与高钙血症和高磷血症关系密切。皮肤软组织(含关节周围)钙盐沉积后,软组织炎症或损伤导致组织坏死,损伤的溶菌酶释放碱性磷酸酶。碱性磷酸酶可促进钙质沉积于组织。皮肤软组织(含关节周围)钙盐沉积症的并发症包括疼痛、损毁容貌、顽固溃疡、感染和机械性损伤,尤其是手指和肘部挛缩。部分患者皮肤软组织(含关节周围)钙盐沉积在甲状旁腺切除术后可以完全逆转(图 5-1)。

三、血液系统

SHPT 与溶血有关。高 PTH 抑制红细胞膜钙泵活性,使细胞内钙增加,脆性增大;高PTH 还能抑制钠钾 ATP 酶活性,抑制红细胞糖酵解,干扰能量代谢,使红细胞寿命缩短;高PTH 增加红细胞的渗透脆性,加速溶血;SHPT 患者维生素 D 的缺乏导致促红细胞生成素(EPO)减少;SHPT 可引起骨髓纤维化和红细胞生成受损,PTH 通过下调骨髓红系干细胞上的 EPO 受体表达,抑制对重组人 EPO 发挥作用,干扰红细胞的生成。患者可以出现难以纠正的贫血,部分患者表现为全血减少。

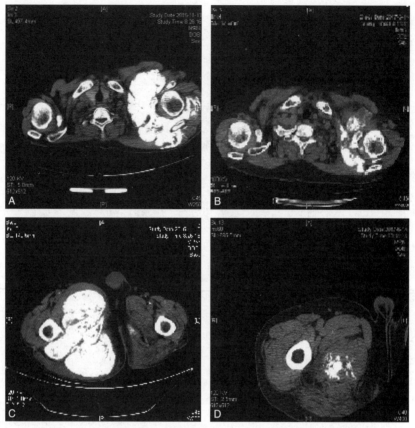

图 5-1　尿毒症皮肤软组织钙盐沉积症在甲状旁腺切除术后明显好转

A:尿毒症继发性甲状旁腺功能亢进症患者,治疗前左肩部皮肤软组织钙盐沉积症,且局部皮肤破溃,伴石灰渣样物质排出;B:尿毒症继发性甲状旁腺功能亢进症患者,治疗前右股部皮肤软组织钙盐沉积症,局部皮肤无破溃;C:甲状旁腺腺瘤切除术后 1 年半,左肩部皮肤软组织钙盐沉积症较前明显吸收;D:甲状旁腺腺瘤切除术后 1 年半,右股部皮肤软组织钙盐沉积症较前明显吸收

四、皮肤改变

皮肤瘙痒是尿毒症最常见的症状之一,表现为全身或局部不同程度的瘙痒,常见于额部、背部、下肢及前臂等部位,瘙痒为阵发性,持续时间不等,可自行缓解。部分患者瘙痒仅有症状而无皮肤损害,有的可表现为结节性痒疹、角化性丘疹和单纯性苔藓,甚至皮肤溃疡。尿毒症皮肤瘙痒的病因尚未明确,目前多认为与钙磷沉积、SHPT、高磷血症、高钙血症有关。

五、神经、肌肉系统改变

尿毒症脑病是终末期肾脏疾病的严重并发症。早期主要表现为乏力、注意力不集中、易激惹、记忆力减退、失眠、情感淡漠,随着病情进展,可出现性格和行为异常、定向力障碍、情绪低落、幻想、幻觉和幻听,甚至自杀倾向,晚期可出现肢体震颤、扑翼样震颤及肌阵挛;大多数患者脑电图异常;SHPT 及离子运转异常引起的脑组织及血液中钙及 PTH 水平升高,可能是造成神经突触功能受损、信息加工处理功能障碍的主要因素。尿毒症肌病则表现为缓慢进展的、以肢体近端为主的非特异性对称性的肌无力和萎缩,部分患者表现为肌肉疼痛,少数患者可有呼吸肌受累,累及胃肠道平滑肌时可表现为腹痛,其发生原因可能与 SHPT、钙磷代谢紊乱及血管钙化等因素有关。

六、其他危害

SHPT 患者发生感染的概率增加,主要原因是免疫功能受损,也可以导致机体分解代谢增强,表现为营养不良,体重下降。

(田　芬　王宁宁　杨　光　李　慧)

参考文献

［1］WEI Y, LIN J, YANG F, et a1. Risk factors associated with secondary hyperparathyroidism in patients with chronic kidney disease. Exp Ther Med, 2016, 12 (2): 1206-1212.

［2］高卓,刘东,张凌,等. 甲状旁腺切除对血液透析患者心血管钙化影响的初步探讨. 中国血液净化, 2014, 11 (11): 759-762.

［3］TSUKAMOTO Y. Morpholosieal analysis of bone dynamics and metabolic bone disease. Renal Osteodystwphy and New KDIGO CKD-MBD classification. Clin Calcium, 2011, 21 (4): 593-597.

［4］WARD F, WASTON A, HOLIAN J. Chronic kidney disease—mineral bone disorder (CKD-MBD) management and associated cost in an Irish haemodialysis cohort. Nephrol Dial Transplant, 2011, 26 (10): 3417.

第六章

慢性肾脏病继发性甲状旁腺功能亢进症的诊断

慢性肾脏病继发性甲状旁腺功能亢进症（SHPT）的诊断应结合患者病史、临床表现和相关的实验室及影像学检查等综合判定（表6-1）。

表6-1　SHPT诊断

	主要诊断指标	其他诊断指标
病史	长期慢性肾功能不全 长期透析 维生素 D 缺乏或抵抗	肠吸收不良综合征 范科尼综合征、肾小管酸中毒 假性甲状旁腺功能减退症、锂治疗 肝衰竭、妊娠、哺乳等
临床表现	骨痛 肌无力 皮肤瘙痒 骨畸形 骨质疏松	病理性骨折、纤维囊性骨炎、肌肉病变、关节周围钙化 血管钙化、心力衰竭、心律失常、高血压 皮肤缺血性溃疡、组织缺血性坏死 贫血、凝血功能异常 周围神经病变、失眠、精神失常、脑电波异常、辨识力差、抽搐 皮肤钙化、软组织钙化
实验室检查	血 PTH 血钙、血磷 血 ALP（BAP） 血清维生素 D 肾功能检查	血 BGP 血清 I 型胶原前肽 血 TRAP 24h 尿钙、血清及尿电解质（含血 Mg）、尿酸化功能、血气分析等
影像学及其他检查	甲状旁腺超声检查 MIBI-SPECT/CT 核素显像、甲状旁腺薄层 CT 骨骼 X 线检查	甲状旁腺普通 CT、MRI 和 X 线检查 骨密度检查 骨组织活检

一、病史

患者有长期低钙、高磷病史,最多见于有较长慢性肾衰竭及透析史的患者,其他可能病史还包括长期食物摄入不足或吸收不良、维生素 D 缺乏或抵抗、范科尼综合征(Fanconi syndrome)和肾小管酸中毒、肝衰竭、假性甲状旁腺功能减退症、锂治疗及妊娠、哺乳等。

二、临床表现

除原发病的临床表现外,常伴有钙磷代谢异常和甲状旁腺功能亢进所造成的多系统损害的临床症状和体征,随着疾病的进展逐渐出现、加重。

1. **骨骼系统**　骨痛、病理性骨折、骨骼畸形、骨质疏松、纤维囊性骨炎、肌肉病变、关节周围钙化和肌无力等。

2. **心血管系统**　血管钙化、心力衰竭、心律失常、高血压等。血管钙化可导致缺血性坏死,出现皮肤缺血性溃疡和组织坏死,多发生于指/趾尖端。

3. **血液系统**　肾性贫血进行性加重,使用促红细胞生成素治疗疗效减低。部分患者表现为全血减少,凝血功能异常。

4. **神经系统**　周围神经病变、失眠、精神失常、脑电波异常、辨识力差和抽搐等。

5. **皮肤系统**　皮肤瘙痒、皮肤钙化和软组织钙化。

三、实验室检查(表 6-2)

表 6-2　不同病因的 SHPT 主要实验室诊断指标的改变

	血清钙	血清磷	血甲状旁腺激素	血清维生素 D	血清碱性磷酸酶
吸收不良	低	低	高	低	正常/轻度升高
肝衰竭	正常/低	正常/低	轻度升高	低	高
维生素 D 缺乏	低	低	高/非常高	低/非常低	高
慢性肾脏疾病	正常/低	高/非常高	高/非常高	正常/低	高/非常高
假性甲状旁腺功能减退症	低	高	高/非常高	正常/低	正常/轻度升高

1. **血 PTH 水平升高**　血 iPTH 测定是确定甲状旁腺功能的直接证据。但由于 iPTH 测定值影响因素较多,有一定变异性,初次诊断强调连续两次测定 iPTH 升高才可以诊断 SHPT。目前临床一般采用免疫放射测定(immunoradiometric assay,IRMA)检测,是诊断甲状旁腺功能亢进症的可靠方法。

2. **血清钙**　血清钙大多正常或低于正常,在出现严重的 SHPT 和三发性甲状旁腺功能亢进时也可以出现高钙血症。成人正常值 2.1~2.6mmol/L。

3. **血清磷**　血清磷慢性肾功能不全时增加,饮食摄入不足、持续血液滤过或维生素 D 缺乏时下降,肾小管病变时大多正常。成人正常值 0.81~1.45mmol/L。

4. **血清碱性磷酸酶**　血清碱性磷酸酶(alkaline phosphatase,ALP)升高与 SHPT 相关,反映了骨的高转化状态,对诊断有较大意义。成人正常值 40~150U/L。骨特异性碱性磷酸酶(bone-ALP,BAP)主要由成骨细胞分泌,是反映成骨细胞活性和骨形成的敏感指标之一,是骨形成重要的生化指标。一般情况下,血清 BAP 活性升高代表成骨细胞活性增加,可反映甲状旁腺功能亢进症严重程度。

5. **血清维生素 D**　检测血清维生素 D 水平可判断有无维生素 D 缺乏,是临床医师了解评估维生素 D 状态时采用的检测方法,可以指导临床治疗。检测指标有 25(OH)D 和 1,25(OH)$_2$D$_3$ 两种,它们的生物学效应相似,是否需要区分仍有争议。25(OH)D 低于 10~15ng/ml(25~37nmol/L)与多种疾病相关。建议 <15ng/ml 诊断为维生素 D 缺乏;≥ 15ng/ml 且 <30ng/ml 为维生素 D 不足。

6. **血清骨钙素**　SHPT 时血清骨钙素(bone GLA protein,BGP)常升高。骨钙素(BGP)是骨组织中最丰富的非胶原蛋白,由成熟成骨细胞、成牙质细胞和肥大软骨细胞产生和分泌,是估计骨形成的一个较好指标。SHPT 时,可作为诊断和严重性评估的一项辅助检测。成人正常值 4.8~10.2μg/L。

7. **血清 I 型胶原前肽**　血清 I 型胶原前肽包括 I 型前胶原羧基端伸展肽(PICP)、I 型前胶原氨基端伸展肽(PINP)和 I 型胶原羧基吡啶并啉肽(ICTP)。SHPT 时常伴有升高,是诊断高转化性骨病的较好指标。PICP 成人正常值 50~200μg/L。

8. **血抗酒石酸酸性磷酸酶**　血抗酒石酸酸性磷酸酶(tartrate-resistant acid phosphatase,TRAP)主要由破骨细胞产生后分泌入血,其活性与破骨细胞活性呈正相关,是骨吸收和破骨细胞活性的良好标志物。SHPT 时 TRAP 常升高。

9. **其他实验室检查**　在一些情况下,配合其他实验室检查也有助于 SHPT 的成因判断和诊断。如 24h 尿钙、肾小球滤过功能和肾小管功能检查、血清及尿电解质(含血 Mg)、尿酸化功能和血气分析等。

四、影像学及其他检查

(一) 甲状旁腺

1. **甲状旁腺超声检查**　甲状旁腺超声检查具有操作简便、无创、价格低廉及可重复性强等优点。随着高分辨率超声探头及彩色多普勒血流显像技术的进步,高频超声已成为确诊 SHPT 的常规检查方法,可通过超声确定病变甲状旁腺的位置、体积、形态、血供以及与周围组织的关系等,同时评估甲状腺是否存在恶性病变。通常主张在 PTH>500pg/ml 时做甲状旁腺影像学检查。观察甲状旁腺的形态及定位。SHPT 与原发性甲状旁腺亢进明显不同的影像学特征是:颈部可以发现多个甲状旁腺腺体增大,而原发甲状旁腺功能亢进通常是单个腺体增大(75%~85%)。

2. **甲状旁腺 CT、MRI 和 X 线检查**　由于密度分辨率不高,甲状腺、甲状旁腺与周围肌肉等组织结构难以分辨,故上述检查诊断价值有限。但原发性甲状旁腺功能亢进,尤其是怀疑甲状旁腺癌时,需要行 CT 检查以了解是否有周围组织侵犯或淋巴结转移,选用薄层 CT 效果更好。

3. **甲状旁腺核素检查** 甲状旁腺核素检查对甲状旁腺疾病的诊断具有独特的价值。^{99m}Tc-MIBI 双时相平面显像属于功能显像,是为了证实超声诊断,只有功能亢进的甲状旁腺组织才会显影。也可用于甲状旁腺手术前定位,尤其在行第二次手术前精确定位,也有助于发现颈部超声不能发现的胸骨后、纵隔内等异位增大的甲状旁腺。双时相平面显像结合 SPECT/CT 显像,可获取精确解剖位置,提高诊断的敏感度及精确度。

因为甲状旁腺增生是一个非同步和非对称的发生发展过程,高频超声和 ^{99m}Tc-MIBI 双时相显像难以发现处于正常状态的甲状旁腺和轻度增生的甲状旁腺腺体,因此期望通过高频超声和 ^{99m}Tc-MIBI 双时相显像对所有甲状旁腺腺体进行定位诊断是有一定困难的,甲状旁腺只有增生发展到一定程度(通常认为重量超过 500mg、大小 5mm 以上)才容易被发现。建议将高频超声联合 ^{99m}Tc-MIBI-SPECT/CT 核素显像或联合薄层 CT 作为术前定位诊断的主要方法。

(二) 骨

1. **骨骼 X 线检查** 出现骨骼的 X 线异常提示肾性骨病已经进展到晚期,早期肾性骨病诊断不主张应用。中、晚期 SHPT 可出现全身广泛的骨、关节 X 线改变,可累及任何骨骼。骨吸收表现可以为普遍性及局限性骨破坏后纤维组织增生,囊肿形成,即出现纤维骨炎和 / 或纤维性囊性骨炎。骨内囊肿含褐色液体者称褐色瘤。骨破坏及囊肿得到膨隆化压力使疏松变薄的骨皮质进一步扭曲、变形其至合并病理性骨折,骨皮质内部吸收及出现皮质海绵样变。X 线检查可有多项阳性发现,其基本的病变为骨质疏松样的骨密度降低、骨膜下骨质吸收、骨质软化、纤维囊性骨炎、病理性骨折、泌尿道结石或转移性钙化。

2. **骨密度检查** 骨密度检查包括双能 X 线吸收法测量腰椎和股骨近端的骨密度检查和超声跟骨骨密度检查,两种方法的骨密度有良好的相关性。对于肾性骨病来说,不管是高转运骨病还是低转运骨病,通常都可以有类似骨质疏松的低骨量表现,但骨密度检查并不作为 SHPT 的特异性检查项目。

3. **骨组织活检** 骨组织活检可准确判断骨转运、矿化和骨容量状态,是代谢性骨病诊断的金指标。但由于骨活检是一项侵入性的检查,且操作较为复杂,目前在临床上还不能广泛应用。

(三) 其他组织及器官

必要时原发病或受累器官的辅助检查也有助于诊断和病情评估,如肾的影像学检查、肌电图、脑电图、心电图等。

(刘 嘉)

参考文献

[1] BILEZIKIAN JP, BANDEIRA L, KHAN A, et al. Hyperparathyroidism. Lancet, 2018, 391 (10116): 168-178.

［2］田文, 徐震纲, 姜可伟, 等. 慢性肾功能衰竭继发甲状旁腺功能亢进外科临床实践专家共识. 中国实用外科杂志, 2016, 36 (5): 481-485.

［3］CUNNINGHAM J, LOCATELLI F, RODRIGUEZ M. Secondary hyperparathyroidism: pathogenesis, disease progression, and therapeutic options. Clin J Am Soc Nephrol, 2011, 6 (4): 913-921.

［4］DE FRANCISCO AL. Secondary hyperparathyroidism: review of the disease and its treatment. Clin Ther, 2004, 26 (12): 1976-1993.

［5］YOUNES NA, SHAFAGOJ Y, KHATIB F, et al. Laboratory screening for hyperparathyroidism. Clin Chim Acta, 2005, 353 (1-2): 1-12.

慢性肾脏病继发性甲状旁腺功能亢进症的鉴别诊断

继发性甲状旁腺功能亢进症主要需要与原发性甲状旁腺功能亢进症及三发性甲状旁腺功能亢进症鉴别。原发性甲状旁腺功能亢进症是由于甲状旁腺本身病变（肿瘤或增生）引起的 PTH 分泌过多，通过对骨和肾的作用，导致高钙血症和低磷血症；SHPT 是由于甲状旁腺以外的各种其他原因导致的低血钙，继发引起甲状旁腺增生，分泌过多 PTH；而三发性甲状旁腺功能亢进症是在 SHPT 的基础上，由于甲状旁腺受到持久性刺激，过度增生的甲状旁腺转变成能自主分泌 PTH 的腺瘤。临床上可以通过病因、生化指标和骨病等不同表现进行鉴别（表 7-1）。

表 7-1　继发性甲状旁腺功能亢进症的鉴别诊断

	原发性甲状旁腺功能亢进症	继发性甲状旁腺功能亢进症	三发性甲状旁腺功能亢进症
病因	原发性甲状旁腺增生、腺瘤、腺癌	肾功能不全（eGFR<60ml/min·1.73m^2，如高钙尿症、袢利尿药） 骨饥饿综合征 肠钙吸收减少（维生素 D 缺乏、减肥手术、吸收不良综合征、钙摄入量减少） 假性甲状旁腺功能减退症（一种 PTH 抵抗的基因遗传性疾病） 药物（锂的短期使用、氢氯噻嗪、与维生素 D 缺乏有关的抗惊厥药、抗吸收剂如双膦酸盐等）	
血钙	升高或正常	正常或降低	正常或升高
血磷	下降	升高或正常	升高或正常
尿钙	增高	正常或降低	正常或增高
尿磷	增高	不定	不定
血 ALP	明显升高	稍升高或正常	升高
骨病特点	骨膜下皮质吸收，常见于中指指骨桡侧，伴纤维囊性骨炎和病理性骨折	骨膜下皮质吸收，长骨干骺端呈毛刷状改变，伴佝偻骨软化症表现	骨膜下皮质吸收，伴纤维囊性骨炎和病理性骨折

此外，SHPT 还需要与其他原因导致的钙磷代谢异常和骨病进行鉴别。常见的疾病包括：

1. **骨软化**　常见于老年，生化检查血清钙正常，血清磷升高，血铝通常也升高，血清 ALP、BGP 及 PTH 水平常降低。骨矿化障碍，板层样组织堆积，易变形，部分表现为假性骨折。

2. **无力性骨病**　危险因素为糖尿病患者过度应用活性维生素 D，生化检查血清钙正常或降低，血清磷正常，血清 ALP、BGP 及 PTH 水平多正常或偏低，骨组织减少，骨折风险增加。

3. **骨质疏松**　以骨骼疼痛、易于骨折为特征，由于多种原因导致的骨密度和骨质量下降，骨微结构破坏，造成骨脆性增加。生化检查血清钙、磷、PTH 及 ALP 水平通常正常。

4. **恶性肿瘤**　可造成局部溶骨性高血钙，如多发性骨髓瘤。可释放 PTH 相关蛋白，刺激产生类似甲状旁腺功能亢进的症状，如某些内分泌肿瘤。可产生过量维生素 D，如某些淋巴瘤。可异位分泌 PTH，如某些胸腺癌等。

5. **结节病**　有高血钙、高尿钙、低血磷和 ALP 增高，与甲状旁腺功能亢进症相似。但无普遍性脱钙，有球蛋白升高。鉴别可摄胸部 X 线片，血 PTH 正常或降低，类固醇抑制试验有鉴别意义。

6. **维生素 A、D 过量**　明确病史可帮助鉴别，此症有轻度碱中毒，而甲状旁腺功能亢进症有轻度酸中毒，皮质醇抑制试验可帮助鉴别。

7. **甲状腺功能亢进**　可出现骨吸收及血钙、尿钙升高，伴骨质疏松，患者伴有明显甲状腺功能亢进症表现可帮助鉴别。

（姚　丽）

参考文献

［1］BILEZIKIAN JP, CUSANO NE, KHAN AA, et al. Primary hyperparathyroidism. Nat Rev Dis Primers, 2016, 2: 16033.

［2］PITT SC, SIPPEL RS, CHEN H. Secondary and tertiary hyperparathyroidism, state of the art surgical management. Surg Clin North Am, 2009, 89 (5): 1227-1239.

［3］陈家伦. 临床内分泌学. 上海：上海科学技术出版社，2011: 1365-1370.

［4］廖二元，曹旭. 湘雅代谢性骨病学. 北京：科学出版社，2003: 660-700.

第八章

慢性肾脏病继发性甲状旁腺功能亢进症的实验室检查

实验室指标的定期检测不仅有助于评估继发性甲状旁腺功能亢进症(SHPT)的严重程度、疗效评价,对于病因鉴别也有非常重要的价值。实验室检查主要包括甲状旁腺激素水平、甲状旁腺激素调控的电解质、影响甲状旁腺激素分泌的激素以及其他具有鉴别意义的指标。

一、甲状旁腺激素

甲状旁腺激素是评估 SHPT 的重要指标,它是由甲状旁腺主细胞分泌的一种含 84 个氨基酸的单链多肽激素,在肝、肾通过蛋白降解产生 N- 末端片段(氨基酸 1-37)和 C- 末端以及中间片段(氨基酸 38-84)。具有生物活性的 N- 末端片段半衰期仅 2~5min,而 C- 末端片段的半衰期可达几个小时。血循环中的 PTH 标志物包括活性片段 1-84 PTH、C-PTH、7-84 PTH、N-PTH 片段、1-34 PTH 和无活性片段 36-84 PTH、44-84 PTH、49-84 PTH、53-84 PTH 等。PTH 检测方法历经三代,目前临床上常用的是第二代检测方法。各检测方法的特点如表 8-1。

表 8-1 不同 PTH 检测方法的特点

	检测方法	检测 PTH 片段	优缺点
第一代	放射免疫法	1-84 PTH、C-PTH、7-84 PTH、N-PTH	测值偏高,特异性和敏感性均不高
第二代	双抗体识别法	1-84 PTH、7-84 PTH、N-PTH	基于全段 PTH 检测方法,敏感性、特异性高,与 7-84PTH 存在交叉反应
第三代	改良双抗体识别法	1-84 PTH、N-PTH	敏感性、特异性更高,但仍未能区分 N-PTH

1. **参考区间** 目前主流检测系统的参考区间略有差异:罗氏公司试剂,15~65pg/ml(第

二代检测方法),14.9~56.9pg/ml(第三代检测方法);西门子公司试剂,12.4~76.8pg/ml;贝克曼公司试剂,12~88pg/ml(不同检测试剂盒正常值范围有所差异)。

对于 CKD1~5 期患者,PTH 目标值尚无指南推荐意见。对于 CKD5D 期患者,2003 年 K/DOQI 指南建议目标范围 150~300pg/ml,2009 年 KDIGO 指南则推荐目标值范围为正常高值的 2~9 倍。建立目标值时需要考虑不同检测方法之间参考区间的差异,以参考区间上限的位数作为推荐目标值更为理想。

2. **监测频率**　KDIGO 指南建议:CKD G3a 期,开始检测 PTH 水平,儿童患者则建议从 CKD G2 期开始检测以上指标;CKD G4 期,每 6~12 个月检测 PTH 水平;CKD G5 期,包括 G5D 期,每 3~6 个月检测 PTH 水平。对于 SHPT 患者,可以根据 PTH 水平和临床需要调整检测的频率。

二、血生化

血生化指标对评估 SHPT 的病因及严重程度具有重要的意义。血清钙和磷是调节 PTH 的重要电解质,也是反馈调控 PTH 的主要因素。血氯、钾和镁离子异常见于特殊原因引起的继发性甲状旁腺功能亢进症。

(一) 血钙

血钙升高见于各种原因的甲状旁腺功能亢进症、甲状旁腺功能亢进症使用维生素 D 治疗后、肿瘤引起的异位 PTH 分泌等。血钙降低主要见于维生素 D 缺乏、肠吸收不良综合征(包括慢性胰腺炎、乳糜泻、小肠疾病等)、甲状旁腺切除术后以及慢性肾衰竭、肾小管酸中毒、高钙尿症、假性甲状旁腺功能减退症等。

1. **参考区间**　总钙 2.11~2.52mmol/L(数据引自 WS/T 404.6《临床常用生化检验项目参考区间》)。

血钙浓度矫正值(mg/dl)= 血总钙测定值(mg/dl)+0.8 × ［ 4- 血清白蛋白(g/dl)］。

低蛋白血症时,血清离子钙相对增加,可采用校正钙公式纠正白蛋白的影响。但血钙的矫正公式只考虑了血清白蛋白对血钙的影响,而忽略了人体其他蛋白质、pH 及各种化学物质对血钙的影响,可能会高估或低估患者真实钙离子的水平。

2. **监测频率**　KDIGO 建议:CKD G3a-G3b 期,每 6~12 个月检测血清钙、磷水平;CKD G4 期,每 3~6 个月检测血清钙、磷水平;CKD G5 期,包括 G5D 期,每 1~3 个月检测血清钙、磷水平。采用维生素 D 制剂或者钙敏感受体激动剂治疗 SHPT 期间,要适当增加血钙的检测频率。

(二) 血磷

血磷升高主要见于慢性肾衰竭、假性甲状旁腺功能减退症;血磷降低见于肾小管酸中毒、范科尼综合征、维生素 D 缺乏等。

1. **参考区间**　0.85~1.51mmol/L(数据引自 WS/T 404.6《临床常用生化检验项目参考区间》)。对于 CKD5D 期患者目标值范围 1.13~1.78mmol/L。

2. **监测频率**　同血钙的检测频率。

（三）血镁

低镁血症可能导致 PTH 抵抗,严重时可能影响 PTH 分泌。

参考区间 0.75~1.02mmol/L(数据引自 WS/T 404.6《临床常用生化检验项目参考区间》)。

（四）血氯

血氯升高可见于肾小管酸中毒、范科尼综合征等;血氯降低可见于慢性肾衰竭、肠吸收不良综合征等。

参考区间 99.00~110.00mmol/L(数据引自 WS/T 404.3《临床常用生化检验项目参考区间》)。

（五）血钾

血钾升高可见于慢性肾衰竭、肾小管酸中毒、范科尼综合征等;血钾降低可见于肾小管酸中毒、范科尼综合征、肠吸收不良综合征等。

参考区间 3.5~5.3mmol/L(数据引自 WS/T 404.3《临床常用生化检验项目参考区间》)。

三、肾功能

慢性肾脏病是 SHPT 最主要的病因之一,早在 CKD3 期就可出现骨矿物质代谢紊乱及甲状旁腺水平升高。因此,对于 SHPT 患者,进行肾功能的检查是非常必要的。可通过检测血液中肌酐、尿素氮、胱抑素 C 水平等来反映肾功能。临床上常使用血肌酐来估算肾小球滤过率,用估算的肾小球滤过率来评估肾功能。

1. 参考区间

（1）肌酐

男性 20~59 岁:57~97μmol/L,60~79 岁:57~111μmol/L;

女性 20~59 岁:41~73μmol/L,60~79 岁:41~81μmol/L(数据引自 WS/T 404.5《临床常用生化检验项目参考区间》)。此参考区间仅适用于溯源至同位素稀释质谱法(ID-MS)的酶法和苦味酸法。

（2）尿素氮

男性 20~59 岁:3.1~8.0mmol/L,60~79 岁:3.6~9.5mmol/L;

女性 20~59 岁:2.6~7.5mmol/L,60~79 岁:3.1~8.8mmol/L(数据引自 WS/T 404.5《临床常用生化检验项目参考区间》)。

（3）胱抑素 C:0.6~2.5mg/L(需要注意不同检测方法之间,正常值区间差异较大)。

（4）eGFR:在大部分健康人中,eGFR ≥ 90 ml/(min·1.73m^2)。

目前主要采用 MDRD 公式和慢性肾脏病流行病学合作组(CKD-EPI)公式计算 eGFR。CKD-EPI 公式准确性高于 MDRD 公式,尤其是在 GFR 水平较高的患者(如非肾脏病患者,尿微量白蛋白阴性的年轻 1 型糖尿病患者或经过挑选肾移植供者)中。在 GFR 水平较低的患者或有肾脏病的患者中,CKD-EPI 方程与 MDRD 方程的准确性一致。

MDRD 公式:eGFR[ml/(min·1.73m^2)]=186 × (Sc$-$1.154) × (年龄 $-$0.203) × (0.742 女性)

CKD-EPI 公式:

$\text{eGFR}\left[\text{ml}/(\text{min}\cdot1.73\text{m}^2)\right]=144\times\text{SCr}/62-0.329\times0.993^{\text{age}}(\text{SCr}\leqslant62\mu\text{mol/L},女)$

$\text{eGFR}\left[\text{ml}/(\text{min}\cdot1.73\text{m}^2)\right]=144\times\text{SCr}/62-1.209\times0.993^{\text{age}}(\text{SCr}>62\mu\text{mol/L},女)$

$\text{eGFR}\left[\text{ml}/(\text{min}\cdot1.73\text{m}^2)\right]=141\times\text{SCr}/80-0.411\times0.993^{\text{age}}(\text{SCr}\leqslant80\mu\text{mol/L},男)$

$\text{eGFR}\left[\text{ml}/(\text{min}\cdot1.73\text{m}^2)\right]=141\times\text{SCr}/80-1.209\times0.993^{\text{age}}(\text{SCr}>80\mu\text{mol/L},男)$

2. **监测频率**　对于肾功能异常的继发性甲状旁腺功能亢进症的患者,应根据其肾功能情况,每1~3个月检测肾功能。

四、尿液检测

尿生化及尿酸化功能对鉴别 SHPT 的病因有一定的参考价值,但因为不同实验室的正常值区间略有差异,本文中仅列出教材推荐正常值范围。

(一) 尿钾

尿钾升高见于肾小管酸中毒、范科尼综合征等;尿钾降低见于肠吸收不良综合征等。

参考区间 51~102mmol/24h(数据引自万学红,卢雪峰.诊断学.8 版.北京:人民卫生出版社,2014.)。

(二) 尿氯化物

尿氯化物降低见于肾小管酸中毒、范科尼综合征等。

参考区间 110~250mmol/24h(数据引自万学红,卢雪峰.诊断学.8 版.北京:人民卫生出版社,2014.)。

(三) 尿钙

尿钙升高见于肾小管酸中毒、高钙尿症等;尿钙降低见于慢性肾衰竭、假性甲状旁腺功能减退症。

参考区间 2.5~7.5mmol/24h(数据引自万学红,卢雪峰.诊断学.8 版.北京:人民卫生出版社,2014.)。

(四) 尿磷

尿磷升高见于甲状腺功能亢进症等;尿磷降低见于慢性肾衰竭等。

参考区间 16.1~42mmol/24h(数据引自万学红,卢雪峰.诊断学.8 版.北京:人民卫生出版社,2014.)。

(五) 尿酸化功能(氯化铵负荷试验)

若 5 次尿样 pH 均 >5.5,可诊断远端肾小管酸中毒。

参考区间:成人短程法或长程法的 5 次尿液至少有 1 次 pH<5.5(数据引自万学红,卢雪峰.诊断学.8 版.北京:人民卫生出版社,2014.)。

五、血气分析

血气分析中酸碱度（pH）、碳酸氢根（HCO_3^-）、碱剩余（BE）等可反映体内酸碱状态，对鉴别继发性甲状旁腺功能亢进症的病因有一定参考价值。慢性肾脏病所致继发性甲状旁腺功能亢进症可表现为 pH、HCO_3^-、BE 降低，提示代谢性酸中毒；而在肾小管酸中毒所致 SHPT 中表现为血浆阴离子间隙正常的高氯性代谢性酸中毒。

参考区间：pH 7.35~7.45，HCO_3^- 22.0~27.0mmol/L，BE −3.0~3.0mmol/L，AG 14.0~22.0mmol/L，Cl^- 98.0~107mmol/L（数据引自万学红，卢雪峰．诊断学．8 版．北京：人民卫生出版社，2014.）。

六、维生素 D

维生素 D 参与维持钙磷水平、调控 PTH 产生等效应，体内主要为 25（OH）D 和 1,25（OH）$_2$D 等形式。由于 1,25（OH）$_2$D 半衰期较短，其检测结果受外源性骨化三醇和维生素 D 类似物影响。临床工作中检测 25（OH）D 代表维生素 D 的水平，包括 25（OH）D_3 和 25（OH）D_2，血液中 25（OH）D 以 25（OH）D_3 为主要存在形式，仅有少量 25（OH）D_2。维生素 D 水平的改变有各种不同病因，包括①维生素 D 缺乏（吸收不良综合征、摄入不足、缺乏阳光照射）；②丢失过多（肠肝循环受损，苯巴比妥、苯妥英钠）；③ 25- 羟基化受损（先天性、异烟肼、终末期肝功能衰竭）；④ 1α- 羟基化受损（肾衰竭、维生素依赖性佝偻病 Ⅰ 型）；⑤ 1,25（OH）$_2$D 抵抗（维生素 D 佝偻病 Ⅱ 型，苯妥英钠）。

1. **参考区间**　30.1~100.0ng/ml，维生素 D 正常；≤ 20.0ng/ml，维生素 D 缺乏；20.1~30.0ng/ml，维生素 D 不足；≥ 100.1ng/ml，维生素 D 过量（数据引自万学红，卢雪峰．诊断学．8 版．北京：人民卫生出版社，2014.）。

2. **监测频率**　继发性甲状旁腺功能亢进症患者，建议每 3 个月一次；若外源性给予骨化三醇和维生素 D 类似物，应增加检测频次。

七、碱性磷酸酶

碱性磷酸酶主要来源于肝脏和骨，在肝脏疾病或骨骼疾病时都会出现升高，骨碱性磷酸酶的测量有助于了解 SHPT 患者的骨受累情况，也用于对治疗患者的随访。任何原因引起的 SHPT 均可引起碱性磷酸酶增高。若骨碱性磷酸酶正常，碱性磷酸酶升高需注意排除肝脏疾病。

1. **参考区间**
（1）碱性磷酸酶：男性 45~125U/L；女性 20~49 岁：35~100U/L，50~79 岁：50~135U/L（数据引自 WS/T 404.1《临床常用生化检验项目参考区间》）。

（2）骨碱性磷酸酶：男性 ≤ 20.1μg/L；女性绝经前 ≤ 14.3μg/L，绝经后 ≤ 22.4μg/L（化学发光免疫法，不同检测方法参考值及单位有所不同）。

2. **监测频率**　KDIGO 指南建议 CKDG4-G5D 期患者，每 12 个月检测碱性磷酸酶活性；在 SHPT 患者中，建议每 3 个月检测一次。在需要评估治疗效果或治疗效果不佳的情况下，可增加检测频次。

八、成纤维生长因子 23

成纤维生长因子 23（FGF23）能直接抑制 PTH 的分泌，或者通过抑制肾单位近端小管中磷酸盐的重吸收、降低 $1,25(OH)_2D_3$ 水平等作用，间接影响 PTH 的分泌。

目前 FGF23 的检测在临床工作中尚未常规开展，不同检测试剂盒参考值有所差异，相关研究仍在进一步探索中。在肾小球滤过率降至 $90ml/min\cdot1.73m^2$ 以下，PTH 或血清磷酸盐检测到升高之前，FGF23 从骨细胞和成骨细胞释放增加，其水平随 CKD 进展而进一步增高。

（杨聚荣　田　恩）

参考文献

［1］ HEANEY RP, DOWELL MS, HALE CA, et al. Calcium absorption varies within the reference range for serum 25-hydroxyvitamin D. J Am Coll Nutr, 2003, 22 (2): 142-146.

［2］ KRAJISNIK T, BJORKLUND P, MARSELL R, et al. Fibroblast growth factor-23 regulates parathyroid hormone and 1alpha-hydroxylase expression in cultured bovine parathyroid cells. J Endocrinol, 2007, 195 (1): 125-131.

［3］ SILVER J, NAVEH-MANY T. FGF23 and the parathyroid glands. Pediatr Nephrol, 2010, 25 (11): 2241-2245.

第九章

慢性肾脏病继发性甲状旁腺功能亢进症的影像学检查

一、继发性甲状旁腺功能亢进症的超声定位检查

(一) 解剖与正常声像图

甲状旁腺为卵圆形或球形小体,长 2~8mm,宽 2~4mm,厚 0.5~3mm,重 25~40mg。一般为 4 个,上、下两对,超过 4 个者占 2%~13%,少于 4 个者约占 3%。多出的腺体常较小或呈裂开状,一般位于甲状腺下极、胸腺或甲状胸腺韧带附近。上甲状旁腺位置相对恒定,多位于甲状腺侧叶后方上中 1/3 交界处。下甲状旁腺位置变化较大,多位于甲状腺下极的下、侧或后方。

甲状旁腺异位常见于气管食管旁、食管后、胸腺、纵隔,也可位于甲状腺内、颈动脉分叉或颈动脉鞘内,甚至高过甲状腺上极。上甲状旁腺主要由甲状腺上动脉或甲状腺下动脉或两者的吻合支供血,下甲状旁腺主要由甲状腺下动脉供血,异位甲状旁腺主要由甲状腺下动脉或纵隔动脉(乳内动脉或胸腺动脉)供血。

约一半以上的成人超声可以显示出正常甲状旁腺,下甲状旁腺较上甲状旁腺容易显示。超声表现为卵圆形或球形中高回声,边界清,无血流或少血流信号(图 9-1)。

(二) 超声检查方法

通常选用 7.5~12MHz 高频线阵探

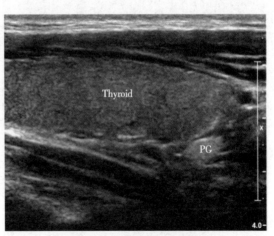

图 9-1 正常左下甲状旁腺
Thyroid. 甲状腺;PG. 正常甲状旁腺

头。患者仰卧位,头后仰,先自上而下对甲状腺进行连续横切检查,在甲状腺内后方仔细寻找甲状旁腺,然后再纵切检查。要特别注意甲状腺下极下方及气管食管旁,有时位置较低及气管食管旁的甲状旁腺病变容易受周围软组织结构的影响而不易显示或与淋巴结等混淆。

甲状旁腺容易出现数量和位置变异,当患者有甲状旁腺功能亢进的症状和体征而超声未发现甲状旁腺病变时,要尽可能扩大检查范围并结合其他影像检查,并要注意甲状旁腺病变可能 ≥ 1 个。对好发甲状旁腺异位的部位要仔细检查,如检查胸骨锁骨后时,探头向后及足侧倾斜,并嘱患者做吞咽动作,使病灶提升,必要时选用 3.5~5MHz 凸阵探头。

(三) 甲状旁腺疾病声像图表现

1. 甲状旁腺腺瘤 典型者呈长卵圆形低回声,边界清晰,有包膜,血流丰富,可见供血动脉(主要为甲状腺下动脉)绕行,并有多条分支进入内部,有时能显示血管蒂部。也有一些腺瘤表现不典型,回声与甲状腺接近,或回声不均,出现囊性变、钙化等,无血流或少血流信号。

2. 甲状旁腺增生 继发性甲状旁腺功能亢进症早期弥漫增生,晚期可以表现为结节增生或腺瘤(图 9-2)。增生常多发,四个腺体均有不同程度的增大,也可以一个腺体增大为主。增生与腺瘤声像图类似,两者超声鉴别困难,要结合临床。

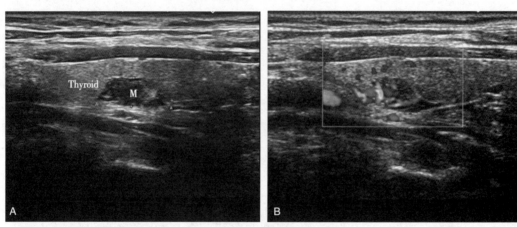

图 9-2 左上甲状旁腺增生
A:左上甲状旁腺增生(M);Thyroid. 甲状腺;B:左上甲状旁腺增生,血流信号丰富

3. 甲状旁腺癌 甲状旁腺癌少见,一般体积较大,形态不规则或呈分叶状,回声不均,边界不清,血流丰富、不规则。可侵犯邻近组织结构如甲状腺、血管、肌肉等,可伴局部淋巴结和远处转移,手术切除后可复发。癌与腺瘤有时鉴别困难,对体积大、血甲状旁腺激素和血钙明显升高的患者,要考虑到甲状旁腺癌的可能,浸润和转移有助于癌的诊断。

4. 甲状旁腺囊肿 甲状旁腺囊肿少见,绝大多数无功能,在颈部超声检查时偶然被发现。能引起甲状旁腺功能亢进的囊肿罕见,一类是由胚胎期第三、四咽囊残留物或甲状旁腺内胶质储留形成的单纯囊肿;另一类是由甲状旁腺腺瘤囊性变、坏死形成的囊肿。因囊内含有高水平的甲状旁腺素,可引起高钙血症,超声表现与其他部位囊肿类似。

(四) 甲状旁腺病变与甲状腺结节及颈部淋巴结鉴别

鉴别要点见表 9-1 和表 9-2,其中甲状旁腺功能亢进及血管蒂的有无对鉴别更为重要。超声诊断一定要结合临床、核素显像等影像检查。

表 9-1　甲状旁腺病变与甲状腺结节超声鉴别要点

	甲状旁腺病变	甲状腺结节
甲状旁腺功能亢进症	有	无
部位	甲状腺后方或异位	甲状腺内
回声	低回声	低、等、高、混合回声
囊性变、钙化	少见	常见
形状	长卵圆形	球形
血管蒂	常见	少见

表 9-2　甲状旁腺病变与颈部淋巴结超声鉴别要点

	甲状旁腺病变	颈部淋巴结
甲状旁腺功能亢进症	有	无
部位	甲状腺后方或异位	颈部血管周围
皮髓质结构	无	常见
淋巴门型血流	无	常见
血管蒂	常见	少见

(五) 甲状旁腺疾病的超声诊断价值

高频超声具有较好的分辨率、无创、方便,已成为甲状旁腺功能亢进术前定位的首选检查方法,与核素、CT、磁共振等联合应用对甲状旁腺疾病的诊断敏感性高达 95%。超声检查的准确性除与仪器条件和检查者经验有关外,还受病变位置、回声、大小以及是否伴有甲状腺疾病、有无颈部手术史等因素影响。超声对正常位置甲状旁腺病变诊断敏感性达 90%以上,对异位甲状旁腺诊断有一定困难。图像典型者超声容易发现,不典型时,容易误诊或漏诊。超声可以显示 0.5cm 左右的病变,尤其是病变位于正常位置且甲状腺大小结构无异常时。病变越大,越容易发现,但如果病变巨大,使甲状腺受压移位、变小,可能与甲状腺结节不易鉴别。结节性甲状腺肿、毒性甲状腺肿、桥本病等患者甲状腺增厚肿大、回声不均伴多发淋巴结等增加了超声检查的难度,使敏感性降低,尤其在病变较小、回声不典型的情况下。颈部手术后解剖关系紊乱和瘢痕的影响,给病变的识别带来困难,可造成假阳性和假阴性。

近年来,有一些新的超声技术用于临床,超声造影有助于甲状旁腺病变的识别及与颈部其他肿物鉴别;三维超声冠状面能更好地显示甲状旁腺病变与甲状腺的关系及其血供特征,有助于与甲状腺结节鉴别;也有报道甲状旁腺病变、甲状腺结节及颈部淋巴结的超声弹性值有差异,对鉴别诊断有帮助。但相关文献较少,临床价值仍处在研究探索阶段。

(刘　赫)

二、继发性甲状旁腺功能亢进症的放射影像学表现

手术切除功能亢进的甲状旁腺组织是治疗 SHPT 的重要方法,而精准手术的前提是精准的病灶定位。单纯的 ^{99m}Tc-MIBI 双时相平面显像以及由其衍生而来的双示踪剂减影法核医学显像主要提供的是定性诊断相关信息,除了超声检查以外,CT、MRI 等放射影像学检查也有助于肿大甲状旁腺的定位,尤其是在异位甲状旁腺的定位诊断方面具有显著的优势。同时,由于 SHPT 还会引起骨骼系统发生明显的改变,因此在放射影像学上会表现出与正常人群不一样的特征,有助于疾病的定性诊断。

(一)继发性甲状旁腺功能亢进症的 CT 表现

CT 检查具有普及、无创、分辨率高、定位准确、价格相对低廉等优点,可以观察甲状旁腺病变的大小、结构、形态等,尤其对于异位甲状腺旁腺的检出率优于超声等其他检查,但其检出率受到甲状腺旁腺大小的影响。若甲状旁腺较小,或与周围甲状腺、肌肉组织等相贴近时,不易细致分辨。

正常甲状旁腺由于体积较小、与周围软组织差异不大,在 CT 下一般不易检出。功能亢进的甲状腺旁腺在 CT 检查中表现为圆形、椭圆形或不规则形的密度不均的软组织影。钙化发生率偏高,钙化呈环形、斑点状、片状或弧形。部分甲状旁腺可以出现囊性变,增强扫描时囊变区表现为不规则无强化区。少数情况还可形成囊肿,呈壁光滑的薄壁低密度或等密度(图 9-3)。

除常规 CT 检查以外,近年来有研究发现动态增强 CT 在继发性甲状旁腺功能亢进症诊断方面也有一定价值。研究表明,动态增强 CT 检查对甲状旁腺增生或腺瘤术前定位的准确性可高达 96.6%。由于组织结构动态强化特点的不同和密度的差异,可以很好地鉴别颈部不同的组织结构,更为准确地显示甲状旁腺与邻近血管、淋巴结之间的结构关系。但鉴于碘对比剂对肾脏的毒性作用及对甲状腺功能的影响,SHPT 患者在选用动态增强 CT 前应严格评估、谨慎选择,或在完成检查后加强透析治疗。目前临床上在 SHPT 中单纯使用 CT 检查进行诊断的情况较少。

SHPT 患者身体其他部位的 CT 检查可见骨骼的改变,主要表现为骨小梁稀疏、紊乱或中断,骨皮质毛糙。当出现骨骼囊性变时,CT 可见多发囊状透光区,边界清晰,低密度透光区内有液性密度充填,局部可见斑片状钙质沉积。

(二)继发性甲状旁腺功能亢进症的 MRI 表现

MRI 检查具有良好的软组织分辨率,可以清晰地显示病灶周围的解剖结构。但由于其费用较高,普及性较差,目前较少用于 SHPT 的诊断。研究报道 MRI 检查对血液透析后导

致的继发性甲状旁腺病变的检出率可达 83.9%。尤其是在 T2WI 横轴位压脂序列上病灶的异常高信号与周围组织对比明显，易于发现病灶；而在 T1WI 冠状位序列病灶周围脂肪间隙高信号的衬托下，多个病灶之间或病灶与甲状腺之间的解剖分辨率高，易将多个较密集病灶分辨开来或将甲状旁腺病灶与甲状腺病变鉴别开来。

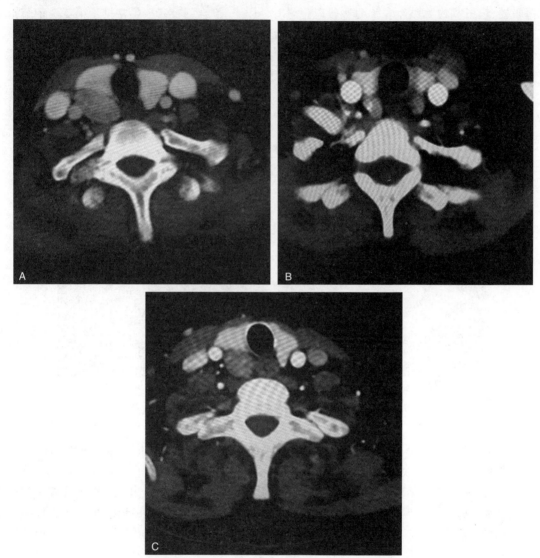

图 9-3　继发性甲状旁腺功能亢进症的 CT 表现
A. 肿大的甲状旁腺；B. 肿大的甲状旁腺伴环形钙化；C. 肿大的甲状旁腺伴点状钙化

　　与正常甲状腺组织相比，病理性甲状旁腺在 MRI 上多表现为边界清晰的圆形或椭圆形的异常信号影，极少数表现为片状、长条形等不规则形态，信号多均匀，合并钙化、出血或囊变时信号不均匀。在 T1WI 上常表现为等信号或稍低信号，T2WI 上则表现为高或高低混杂回声信号。增强扫描后病灶可出现轻度强化，但囊性变部分无强化，出血、钙化等部分强化不明显。

（三）继发性甲状旁腺功能亢进症的 X 线表现

SHPT 患者 X 线检查可出现普遍性骨骼异常改变，包括骨质疏松、骨吸收、骨硬化、骨骼囊性变及病理性骨折或畸形等。其中骨膜下吸收最具特征意义，是诊断甲状旁腺功能亢进最重要、最可靠的 X 线征象。骨吸收以指骨骨外膜下骨质吸收多见，最常见于第 2、3 中节指骨的桡侧，呈花边状、虫蚀状改变。具体的 X 线表现为骨干及末端骨皮质外缘失去光滑完整的轮廓，皮质轮廓线轻度局部破坏、断裂，变得模糊、不规则或呈小毛刺状吸收（图 9-4）。除此以外，骨吸收还可发生在皮质内、软骨下、肌腱、韧带下骨、颅骨及下颌骨等。

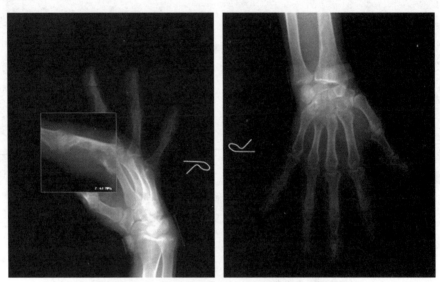

图 9-4　右手第 2 指近节指骨膨胀性骨质破坏，呈偏心性，
多房样改变，未见硬化缘，邻近软组织肿胀

SHPT 的另一特征性 X 线表现为纤维囊性骨炎，常见于锁骨、肋骨、股骨等长骨，颅骨、肩胛骨等部位也时有发生，骨骼内出现大小不等、单发或者多发的边界清楚的囊样透明区，可伴有膨胀样表现，容易发生骨折（图 9-5）。纤维囊性骨炎以及囊内出血后发生的棕色瘤往往被认为是骨代谢异常的终末期表现。此外，SHPT 还可以出现骨外钙化，主要表现为关节滑膜周围软组织、血管、腹腔内可见线条状、斑片状或团块状致密钙化影，边缘光滑，内有透亮间隔。

实际临床工作中，SHPT 的患者出现骨吸收、纤维囊性骨炎等典型 X 线表现的不足 5%，而非特异性的骨质疏松更为常见。骨质疏松 X 线表现为骨质密度普遍减低，骨小梁稀疏，骨皮质变薄、分层，椎体双凹变形或楔形变，以四肢、骨盆、脊柱明显。严重骨质疏松患者可见骨髓腔内透亮度较高，与周围软组织密度相近。

（四）继发性甲状旁腺功能亢进症的 PET/CT 表现

将正电子发射计算机断层显像（positron emission computed tomography，PET）与 CT 扫描相结合，融合功能与解剖信息，可同时表现甲状旁腺病灶形态结构及其功能，有效提高诊断准确率,且可以提供病灶与周围器官的位置关系。PET/CT 可覆盖全身,尤其是对位于纵隔、甲状腺内、胸腺内病灶的显示明显优于其他检查方法,但费用较高,在甲状旁腺检查中的使用率并不高。

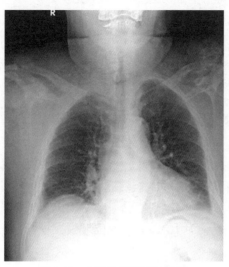

图 9-5　肩关节纤维囊性骨炎

目前 PET/CT 主要是通过肿瘤对 ^{18}F- 氟代脱氧葡萄糖(^{18}F-FDG)或 ^{18}F- 氟氯化胆碱(^{18}F-FCH)的代谢情况进行筛查,其中后者最常用于甲状旁腺的检查。近期国外有限的研究结果表明,FCH-PET/CT 适用于原发和继发性甲旁亢引起的甲状旁腺腺瘤及增生的检查,主要表现为存在腺瘤及增生的甲状腺旁腺对 FCH 的摄取,显像效果显著,易于判读。在 FCH-PET/CT 上检测到的大多数异常甲状旁腺重量超过 0.1g,且长轴 >10mm。研究认为此法敏感性高于超声检查,但与 ^{99m}Tc-MIBI/^{123}I- 双示踪剂减影法检查相比没有表现出明显的优势。

(唐　鹏)

三、甲状旁腺核素显像

(一) 显像原理

甲状旁腺显像(parathyroid imaging,PTI)分为双时相显像和减影显像。

1. **双时相显像**　采用锝 -99m- 甲氧基异丁基异腈(^{99m}Tc-Sestamibi,^{99m}Tc-MIBI)显像剂,^{99m}Tc-MIBI 可被正常甲状腺和甲状旁腺功能亢进组织所摄取,故早期相主要在甲状腺和甲状旁腺显影。随着时间延迟,因 ^{99m}Tc-MIBI 在正常甲状腺组织中清除较快,在甲状旁腺功能亢进组织中清除较慢,所以延迟相正常甲状腺影消退减淡,而甲状旁腺功能亢进组织显影清晰。

2. **减影显像**　首先采用 ^{201}Tl 或 ^{99m}Tc-MIBI 显像剂进行显像,^{201}Tl 或 ^{99m}Tc-MIBI 既能被正常甲状腺组织所摄取,同时也能被甲状旁腺组织所摄取,因此得到的图像是甲状腺和甲状旁腺的影像叠加;然后采用 ^{99m}TcO$_4^-$ 显像剂进行显像,因 ^{99m}TcO$_4^-$ 只能被甲状腺摄取,而不被甲状旁腺所摄取,所以得到的仅是甲状腺的图像。^{201}Tl 或 ^{99m}Tc-MIBI 的图像减去 ^{99m}TcO$_4^-$ 的图像即可得到甲状旁腺的图像。

（二）显像方法

1. **双时相法**　此法较常用。静脉注射 ^{99m}Tc-MIBI 370~740MBq，分别于 15 分钟和 2 小时前位采集甲状腺部位的早期影像及延迟影像各 1 帧。必要时加做 SPECT/CT 融合显像，可以更好地判断病灶的位置、数目、大小和有无钙化，摄取 MIBI 的水平，有助于评价甲状旁腺与甲状腺是分离、紧贴，还是嵌顿的关系。

2. ^{201}Tl/^{99m}TcO$_4^-$ **减影法**　因 ^{201}Tl 药物较难获得，故此法不常用。首先静脉注射 ^{201}Tl 74MBq，10~15 分钟后前位采集甲状腺部位图像 1 帧，保持患者体位不变，在肘静脉注射 ^{99m}TcO$_4^-$ 74~185MBq，15 分钟后再前位采集甲状腺图像 1 帧。用 ^{201}Tl 图像减去 ^{99m}TcO$_4^-$ 图像，即为甲状旁腺影像。

3. ^{99m}Tc-MIBI/^{99m}TcO$_4^-$ **减影法**　静脉注射 ^{99m}Tc-MIBI 370~740MBq，15~30 分钟后行前位甲状腺显像。之后，静脉注射 ^{99m}TcO$_4^-$74~185MBq，15 分钟后保持同一体位再次显像。用 ^{99m}Tc-MIBI 图像减去 ^{99m}TcO$_4^-$ 图像，得到甲状旁腺图像。

异位甲状腺的发生率约为 10%，多数异位发生在纵隔，主要是前纵隔，所以显像视野除包括颈部外，还应包括纵隔。

（三）适应证

1. 原发性甲状旁腺功能亢进症的患者术前确定甲状旁腺功能亢进灶的位置。

2. 原发性甲状旁腺功能亢进症的患者术后持续甲状旁腺功能亢进，观察病灶是否完全切除或复发。

3. 临床已证实甲状旁腺功能亢进的患者，但颈部超声未发现病灶位置，寻找是否存在异位甲状旁腺功能亢进灶。

4. 各种 SHPT 患者，特别是尿毒症伴有 PTH 增高的患者，术前确定甲状旁腺功能亢进灶位置、数目。

5. 超声发现甲状腺周围结节，鉴别结节是否为甲状旁腺组织来源。

6. 各种不明原因造成 PTH 升高的患者，寻找是否存在甲状旁腺功能亢进灶。

（四）图像分析

1. **正常图像**　双时相法的早期相正常甲状腺显影清晰，延迟相甲状腺影变淡。减影法显示的甲状腺影较淡或无放射性浓聚影。甲状旁腺功能正常时，由于正常甲状旁腺体积较小，使用目前的显像方法一般不能显示正常的甲状旁腺。

2. **异常图像**　甲状旁腺组织功能亢进时，在延迟相或减影像上显示异常放射性浓聚影（图 9-6）。

（五）临床应用

1. **甲状旁腺功能亢进症的诊断**　甲状旁腺功能亢进分为原发性、继发性和三发性。甲状旁腺功能亢进症主要通过生化检查明确诊断，PTI 诊断原发性甲状旁腺腺瘤的灵敏度为 80%~87%，特异度为 83%~91%。PTI 诊断 SHPT 的灵敏性为 52%~65%，特异性为 85%~100%。

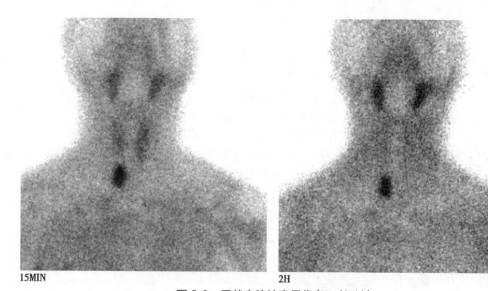

15MIN   2H

图 9-6 甲状旁腺核素显像(双时相法)

15min 为早期相,甲状腺显影,甲状腺右叶下极见放射性增高影。

2h 为延迟相,甲状腺影消退减淡,甲状腺右叶下极显像剂持续增浓

2. 甲状旁腺功能亢进症病灶的术前定位 甲状旁腺功能亢进症的治疗有赖于手术切除病灶,如能在术前通过 PTI 对病灶定位,有利于手术方案的制订,可减少手术时间及手术牵连范围。

3. 骨痛原因的辅助诊断 甲状旁腺功能亢进症早期除血钙、血磷异常外,临床症状常不明显。随着病情进展,可出现骨痛、骨质疏松或骨折,常伴有行走困难或乏力。多数患者以骨病就诊,有时难以与其他疾病引起的骨病相鉴别。放射性核素全身骨显像可表现为代谢性骨病的特征,若加做甲状旁腺显像可协助诊断甲状旁腺功能亢进症,及早明确病因。

(六) 相关影像学检查方法的比较

与原发性甲状旁腺功能亢进症相比,SHPT 通常受累腺体较多且数目不定,位置变异大,常见部位为颈动脉鞘、气管食管沟、纵隔内。因此,影像学检查对 SHPT 灶的术前定位和治疗方案的制订具有重要意义。常用的影像学检查包括超声、CT、MRI 和 PTI,每种影像学检查各有特点,临床上应结合疾病特点使用不同的影像学检查方法(表 9-3)。

表 9-3 不同影像学检查的特点

影像学检查	优点	不足
超声	普及率高、操作简便、安全无辐射、价廉,可作为穿刺和介入手术的引导,一般为首选	受操作者主观因素影响比较明显,诊断甲状腺部位异位的病灶敏感性较低,如食管后、纵隔内病灶不易被超声发现
CT	成像速度快、密度分辨率高、定位准确、普及率高、便于甲状旁腺整体病变的观察、有助于判断与邻近结构的关系	增强 CT 检查需要使用造影剂,而对于肾功能不全的非透析患者,造影剂可能会加重肾损害的程度

续表

影像学检查	优点	不足
MRI	软组织分辨率高,可多平面、多序列成像	检查耗时长,价格相对较高
PTI	反映甲状旁腺功能亢进病灶的功能、便于异位甲状旁腺功能亢进病灶的探查	解剖定位差,较小病灶易漏诊,采用 SPECT/CT 融合显像可弥补该不足

常规影像学检查阴性或无定论而未能准确定位诊断的甲状旁腺功能亢进症患者,目前常采用双侧颈部探查术,较单侧更易导致手术创伤和喉返神经损伤,因此如何术前准确定位成为焦点。碳 -11 胆碱(^{11}C-choline) PET/CT 常用于前列腺癌和脑胶质瘤的诊断,其原理为胆碱参与细胞卵磷脂合成,进而参与细胞膜合成。功能亢进的甲状旁腺组织细胞存在细胞增殖和卵磷脂合成增多的情况,亦可用 ^{11}C-choline PET/CT 显像进行辅助定位诊断,灵敏性为88%~96%,阳性预测值为 89%~95%。对于生化检查和临床症状不典型、常规影像学检查难以准确定位的疑难甲状旁腺功能亢进症患者,^{11}C-choline PET/CT 显像起到良好的补充诊断作用。

（赵 祯）

参考文献

［1］KALININ AP, PAVLOV AV, ALEXANDROVE YK, et al. The parathyroid glands: imaging and surgery. Berlin: Springer-Verlag, 2013.

［2］平杰,章建全,张玲. 高频超声在继发性甲状旁腺功能亢进诊治中的应用及展望. 临床超声医学杂志, 2005, 7 (2): 117-119.

［3］LANE MJ, DESSER TS, WEIGEL RJ, et al. Use of color and power doppler sonography to identify feeding arteries associated with parathyroid adenomas. Am J Roentgenol, 1998, 171 (3): 819-823.

［4］SCHEINER JD, DUPUY DE, MONCHIK JM, et al. Pre-operative localization of parathyroid adenomas: a comparison of power and color Doppler ultrasonogrpahy with nuclear medicine scintigraphy. Clin Radiol, 2001, 56 (12): 984-988.

［5］HUPPERT BJ, READING CC. Parathyroid sonography: imaging and intervention. J Clin Ultrasound, 2007, 35 (3): 144-155.

［6］RUMACK CM, WILSON SR, CHARBONEAU JW, et al. Diagnostic Ultrasound 4th edition. Philadelphia (PA): Elsevier Mosby, 2011: 750-771.

［7］AZIZI G, PIPER K, KELLER J M, et al. Shear wave elastography and parathyroid adenoma: A new tool fordiagnosing parathyroid adenomas. Eur J Radiol, 2016, 85 (9): 1586-1593.

［8］KIDNEY DISEASE: IMPROVING GLOBAL OUTCOMES (KDIGO) CKD-MBD UPDATE WORK GROUP. KDIGO 2017 Clinical Practice Guideline Update for the Diagnosis, Evaluation, Prevention, and Treatment of Chronic Kidney Disease-Mineral and Bone Disorder (CKD-MBD). Kidney Int Suppl, 2017, 7: 1-59.

［9］CHAZEN JL, GUPTA A, DUNNING A, et al. Diagnostic accuracy of 4D-CT for parathyroid adenomas and hyperplasia. AJNR Am J Neuroradiol, 2012, 33: 429-433.

［10］周运锋,韦孟,王敏红,等. 动态增强 CT 对继发性甲状旁腺功能亢进术前诊断价值. 临床放射学杂志, 2013, (32) 9: 1247-1250.

［11］刘洁,刘春萍,屈新才,等. MRI 在血透患者继发性甲状旁腺功能亢进术前定位诊断中的价值. 华中科技大学学报 (医学版), 2013, 42 (1): 33-37.

［12］ MICHAUD L, BALOGOVA S, BURGESS A, et al. A pilot comparison of ^{18}F-fluorocholine PET/CT, ultrasonography and ^{123}I/^{99m}Tc-sestaMIBI dual-phase dual-isotope scintigraphy in the preoperative localization of hyperfunctioning parathyroid glands in primary or secondary hyperparathyroidism: influence of thyroid anomalies. Medicine (Baltimore), 2015, 94 (41): e1701.

［13］ NAFISI MOGHADAM R, AMLELSHAHBAZ AP, NAMIRANIAN N, et al. Comparative diagnostic performance of ultrasonography and 99mtc-sestamibi scintigraphy for parathyroid adenoma in primary hyperparathyroidism; systematic review and meta-analysis. Asian Pac J Cancer Prev, 2017, 18 (12): 3195-3200.

［14］ CALDARELLA C, TREGLIA G, PONTECORVI A, et al. Diagnostic performance of planar scintigraphy using Tc-99m-MIBI in patients with secondary hyperparathyroidism: a meta-analysis. Ann Nucl Med, 2012, 26 (10): 794-803.

［15］ TREGLIA G, PICCARDO A, IMPERIALE A, et al. Diagnostic performance of choline PET for detection of hyperfunctioning parathyroid glands in hyperparathyroidism: a systematic review and meta-analysis. Eur J Nucl Med Mol Imaging, 2019, 46 (3): 751-765.

第十章

慢性肾脏病继发性甲状旁腺功能亢进症的营养治疗

饮食控制对预防及纠正继发性甲状旁腺功能亢进症(SHPT)非常重要。对于慢性肾脏病患者，应根据患者生活方式、CKD分期及营养状况等进行个体化膳食安排，在适当限制蛋白质摄入的同时保证充足的能量摄入，以防止营养不良发生。

2017年国家卫生健康委员会(国家卫健委)发布了《慢性肾病患者膳食指导》行业标准，推荐蛋白入量:CKD 1~2期患者，蛋白质摄入推荐量为0.8~1.0g/(kg·d)。CKD 3~5期(非透析)的患者，蛋白质摄入推荐量为0.6~0.8g/(kg·d)。透析患者，蛋白质摄入推荐量为1.0~1.2g/(kg·d)，当合并高分解代谢急性疾病时，蛋白质摄入推荐量增加到1.2~1.3 g/(kg·d)。可同时补充复方α-酮酸制剂0.075~0.12 g/(kg·d)。热量摄入:实施低蛋白饮食治疗时，CKD 1~3期患者，能量摄入以达到和维持目标体重为准。当体重下降或出现其他营养不良表现时，还应增加能量供给。对于CKD 4~5期患者，在限制蛋白质摄入量的同时，能量摄入需维持在35kcal/(kg·d)(年龄≤60岁)或30~35kcal/(kg·d)(年龄>60岁)。再根据患者的身高、体重、性别、年龄、活动量、饮食史、合并疾病及应激状况进行调整。脂肪入量:CKD患者每日脂肪供能比25%~35%。糖类入量:在合理摄入总能量的基础上适当提高糖类的摄入量，糖类供能比应为55%~65%。

血磷升高是导致SHPT的中心环节，控制高磷血症是SHPT治疗的关键，对于慢性肾功能不全透析的患者更是如此，控制摄入的磷对于预防和治疗高磷血症非常重要。近期发布的《慢性肾病患者膳食指导》建议磷摄入量应低于800mg/d。磷的主要来源是经口摄入，摄入的磷来自3个部分:①天然食物中的磷;②食品添加剂中的磷;③药物中的磷。

天然食物中的磷主要来源于蛋白质，限制磷摄入往往也会限制蛋白质的摄入，从而引起营养不良，而营养不良也是导致CKD患者死亡的危险因素之一。近年来，越来越多的研究推荐使用改善全球肾脏病预后组织(KDOQI)指南提出的"磷/蛋白质比"作为衡量食物含磷状况的指标，在食物的选择上应尽量选择磷/蛋白比低的动物蛋白(如新鲜的蛋、肉、鱼等)及磷不易被吸收的植物蛋白(如豆腐)，避免磷/蛋白比高的食物，如坚果、牛奶及奶酪等。2017年KDOQI关于慢性肾脏病矿物质及骨异常临床实践指南强调低磷饮食同时应考虑磷的来源(动物类、蔬菜和添加剂),对磷和含磷蛋白食物来源有了明确的区分,如素食相较肉食可更好地降低血磷。

食品添加剂、精加工食物含磷较高,应限制摄入。添加剂中的磷是无机磷,未与蛋白质结合,易被肠道上皮吸收,90% 的无机磷可被人体吸收。有研究证实,含有磷酸盐添加剂的食品与不含磷酸盐添加剂的食品相比,磷的含量平均要高 70%。Sherman 等证明,未加工和加工的肉或家禽之间的磷酸盐含量可能相差 60% 以上,因此在加工食品中,可吸收的磷酸盐含量甚至可能比未加工食品的每单位重量高出 2~3 倍。也有研究显示,限制食品添加剂中的磷摄入可以明显降低慢性肾功能不全透析患者的血磷。不同食物及食品添加剂的磷含量见表 10-1。

表 10-1　不同食物及食品添加剂的磷含量磷 / 蛋白比值

	总量(g)	磷(mg)	蛋白(g)	磷 / 蛋白(mg/g)
磷 / 蛋白 <5mg/g				
杏仁	100	27	22.5	1.2
猪皮	100	37	27.4	1.4
鸡蛋白	100	18	11.6	1.6
海参	100	28	16.5	1.7
磷 / 蛋白 5~10mg/g				
火鸡胸腹肉	100	116	22.4	5.2
火腿	100	90	16	5.6
水面筋	100	133	23.5	5.7
黄油	100	8	1.4	5.7
鸭胸脯肉	100	86	15	5.7
羊肉(肥瘦)(均值)	100	146	19	6.3
金枪鱼,清水罐头	100	170	23.5	7.2
金华火腿	100	125	16.4	7.6
羊肉(肥瘦)(均值)	100	146	19	7.7
鸭肉	100	122	15.5	7.9
木耳(水发)(黑木耳,云耳)	100	12	1.5	8.0
烤鸭	100	147	18.1	8.1
香肠	100	198	24.1	8.2
驴肉(瘦)	100	178	21.5	8.3
牛肉(肥瘦)(均值)	100	168	19.9	8.4
方便面	100	80	9.5	8.4
比目鱼	100	178	20.8	8.6

续表

	总量(g)	磷(mg)	蛋白(g)	磷／蛋白(mg/g)
罗非鱼	100	161	18.4	8.8
牛肉(前腱)	100	181	20.3	8.9
鲑鱼	100	154	17.2	9.0
叉烧肉	100	218	23.8	9.2
猪肉(瘦)	100	189	20.3	9.3
鳕鱼	100	223.4	22.93	9.7
鸡(均值)	100	130	13.3	9.8
苏打饼干	100	82	8.4	9.8
鸡蛋(均值)	100	130	13.3	9.8
曲奇饼	100	64	6.5	9.8
磷／蛋白 10~15mg/g				
粉皮	100	2	0.2	10.0
海蟹	100	142	13.8	10.3
面包条	100	86	8.3	10.4
黄鱼(小黄花鱼)	100	188	17.9	10.5
带鱼	100	191	17.7	10.8
鸡腿	100	172	16	10.8
鸡胸脯肉	100	214	19.4	11.0
奶酪汉堡包,快餐	100	156	14.1	11.1
河虾	100	186	16.4	11.3
豆腐(内酯)	100	57	5	11.4
龙虾	100	221	18.9	11.7
草鱼	100	203	16.6	12.2
对虾	100	228	18.6	12.3
猪肉(肥瘦)(均值)	100	162	13.2	12.3
乌鳢(黑鱼,石斑鱼,生鱼)	100	232	18.5	12.5
面包(均值)	100	107	8.3	12.9
豆腐(北)	100	158	12.2	13.0
花生酱	100	90	6.9	13.0
黄豆(大豆)	100	465	35	13.3

续表

	总量（g）	磷（mg）	蛋白（g）	磷/蛋白（mg/g）
火腿肠	100	187	14	13.4
冬笋	100	56	4.1	13.7
甜面酱	100	76	5.5	13.8
黑豆（黑大豆）	100	500	36	13.9
明虾	100	189	13.4	14.1
鹌鹑蛋	100	180	12.8	14.1
籼米（标准）（机米）	100	112	7.9	14.2
豆奶（豆乳）	100	35	2.4	14.6
榴莲	100	38	2.6	14.6
稻米（均值）	100	110	7.4	14.9
磷/蛋白 15~20mg/g				
西瓜（均值）	100	9	0.6	15.0
花生（炒）	100	326	21.7	15.0
花生	100g	356.26	23.63	15.1
蛋糕（均值）	100	130	8.6	15.1
虾米（海米，虾仁）	100	666	43.7	15.2
馒头（均值）	100	107	7	15.3
绿豆	100	337	21.6	15.6
油饼	100	124	7.9	15.7
鸡蛋黄	100	240	15.2	15.8
鸡肝	100	263	16.6	15.8
黄豆芽	100	74	4.5	16.4
豆浆	100	30	1.8	16.7
团粉（芡粉）	100g	25	1.5	16.7
小麦粉（标准粉）	100	188	11.2	16.8
豆腐干（均值）	100	273	16.2	16.9
马铃薯粉	100	123	7.2	17.1
西兰花（绿菜花）	100g	72	4.1	17.6
芥蓝（甘蓝菜，盖蓝菜）	100g	50	2.8	17.9
山药	100g	34	1.9	17.9

续表

	总量（g）	磷（mg）	蛋白（g）	磷／蛋白（mg/g）
叉烧肉	100	430	23.8	18.1
虾皮	100	582	30.7	19.0
燕麦片	100	291	15	19.4
面条（均值）	100	162	8.3	19.5
磷／蛋白 20~25mg/g				
粉丝	100	16	0.8	20.0
可乐	100	4	0.2	20.0
马铃薯（土豆,洋芋）	100	40	2	20.0
香蕉（甘蕉）	100	28	1.4	20.0
西式蛋糕	100	160	7.8	20.5
玉米淀粉	100	25	1.2	20.8
茄子（均值）	100	23	1.1	20.9
西葫芦	100	17	0.8	21.3
葫芦（长瓜,蒲瓜,瓠瓜）	100	15	0.7	21.4
油菜	100	39	1.8	21.7
豇豆	100	63	2.9	21.7
豆角	100	55	2.5	22.0
桃（均值）	100	20	0.9	22.2
老抽	100	175	7.9	22.2
山竹	100	9	0.4	22.5
蚕豆	100	200	8.8	22.7
腰果	100	395	17.3	22.8
西瓜子（炒）	100	765	32.7	23.4
米饭（蒸）（均值）	100	62	2.6	23.8
番茄酱	100	117	4.9	23.9
小白菜	100	36	1.5	24.0
鲜香菇（香蕈,冬菇）	100	53	2.2	24.1
牛乳（均值）	100	73	3	24.3
西柚	100	17	0.7	24.3

续表

	总量(g)	磷(mg)	蛋白(g)	磷/蛋白(mg/g)
磷/蛋白 >25mg/g				
芋头(芋艿,毛芋)	100	55	2.2	25.0
小米	100	229	9	25.4
四季豆(菜豆)	100	51	2	25.5
柑橘(均值)	100	18	0.7	25.7
巧克力	100	114	4.3	26.5
西红柿	100	24	0.9	26.7
橙	100	22	0.8	27.5
低脂奶酪	100	606	21.6	28.1
海带(干)(江白菜,昆布)	100g	52	1.8	28.9
丝瓜	100g	29	1	29.0
啤酒(均值)	100g	12	0.4	30.0
葡萄酒(均值)	100	3	0.1	30.0
中华猕猴桃(毛叶猕猴桃)	100	26	0.8	32.5
芝麻酱	100	626	19.2	32.6
酸奶(均值)	100	85	2.5	34
蘑菇(鲜蘑)	100	94	2.7	34.8
梨(均值)	100	14	0.4	35.0
酱油(均值)	100	204	5.6	36.4
冬瓜	100	11	0.3	36.7
银耳(干)(白木耳)	100	369	10	36.9
藕	100	45	1.2	37.5
胡萝卜	100	38	1	38.0
西芹	100	35	0.6	58.3

CKD 患者多需要长期口服各类药物,药物也是 CKD 患者磷摄入的来源之一。文献报道药物中如含有磷酸盐,会显著增加患者磷的摄入。Sherman 等测量了氨氯地平、可乐定、比索洛尔、赖诺普利、瑞舒伐他汀等处方药的磷含量,与食物相比,5mg 氨氯地平(络活喜)的磷含量(13.4mg)相当于约 7.1g 猪肉(瘦)的磷含量。因此,需要关注药物作为磷负荷的潜在来源。

综上所述,控制高磷血症是早期治疗 SHPT 的核心,控制饮食中磷的摄入对预防和治疗高磷血症非常重要,同时不应忽略患者口服药中的磷摄入。同时在关注 CKD 患者低磷饮食的同时,还应兼顾钠摄入量应低于 2 000mg/d,高钾血症时应限制钾的摄入,同时注意控制水分的摄入和补充适量的维生素、微量元素。

（刘茂静）

参考文献

［1］ ISAKOVA T, NICKOLAS TL, DENBURG M, et al. KDOQI US Commentary on the 2017 KDIGO Clinical practice guideline update for the diagnosis, evaluation, prevention, and treatment of chronic kidney disease-mineral and bone disorder (CKD-MBD). Am J Kidney Dis, 2017, 70 (6): 737-751.

［2］ SULLIVAN CM, LEON JB, SEHGAL AR. Phosphorus-containing food additives and the accuracy of nutrient databases: implications for renal patients. J Ren Nutr, 2007, 17 (5): 350-354.

［3］ BENINI O, D'ALESSANDRO C, GIANFALDONI D, et al. Extra-phosphate load from food additives in commonly eaten foods: a real and insidious danger for renal patients. J Ren Nutr, 2011, 21 (4): 303-308.

［4］ SHERMAN RA, MEHTA O. Phosphorus and potassium content of enhanced meat and poultry products: implications for patients who receive dialysis. Clin J Am Soc Nephrol, 2009, 4 (8): 1370-1373.

［5］ SULLIVAN C, SAYRE SS, LEON JB, et al. Effect of food additives on hyperphosphatemia among patients with end-stage renal disease: a randomized controlled trial. JAMA, 2009, 301 (6): 629-635.

［6］ SHERMAN RA, RAVELLA S, KAPOIAN T. The Phosphate Content of Prescription Medication: A New Consideration. Ther Innov Regul Sci, 2015, 49 (6): 886-889.

第十一章

慢性肾脏病继发性甲状旁腺功能亢进症高磷血症的药物治疗

磷是组成人体极为重要的元素之一,体内含量仅次于钙,以多种形式存在于人体内,如细胞膜上的磷脂、骨骼中的无机磷、细胞核中的核酸等,同时磷还参与了人体的遗传代谢、生长发育和能量供应,对人体健康发挥极为重要的作用。CKD 患者随着肾功能的逐渐下降,肾脏对磷的清除越来越少,高磷血症是终末期肾脏病(end stage renal disease,ESRD)患者中最常见的并发症,可引起继发性甲状旁腺功能亢进症(SHPT),导致软组织和血管钙化,引起皮肤瘙痒、骨痛和骨折,也是这些患者病死率增高、心血管事件高发和慢性肾脏病进展的重要原因,需要引起高度重视。

一、血液透析患者血磷治疗原则及靶目标

2017 最新的 KDIGO 指南建议 CKD 3~5D 期患者血磷应控制在接近正常水平。CKD 3~4 期患者维持血磷正常获益的证据有限,同时指出使用含钙磷结合剂的有一定的药物安全性问题。因此目前建议 CKD 3~5D 期患者血磷升高后尽量控制血磷接近正常水平,同时应减少含钙的磷结合剂的使用(表 11-1)。

表 11-1　CKD 患者降磷治疗的目标

慢性肾脏病分期	KDIGO(2017)	KDIGO(2009)	KDOQI(2003)
3~5 期	建议将血磷控制在接近正常水平(2C 类证据)	建议维持正常范围 2.5~4.5mg/dl(0.81~1.45 mmol/L)(2C 类证据)	建议维持在正常范围
5D 期	建议将血磷控制在接近正常水平(2C 类证据)	成年患者若血磷升高建议将血磷控制在接近正常水平(2C 类证据)	3.5~5.5mg/dl(1.13~1.78mmol/L)

二、磷结合剂对于血磷管理的重要意义

现有的指南认为限制磷的摄入,增加磷的排泄(保护残肾功能及加强透析)和降磷药物

治疗是 CKD-MBD 患者治疗高磷血症的三大基石,简称 3D 原则(diet,dialysis,drug)。对于那些药物治疗无效的合并 SHPT 的高磷血症患者,可考虑行甲状旁腺切除术。因此首先应限制饮食中磷的摄入,每日磷摄入量控制于 800~1 000mg,特别需要警惕食品添加剂中无机磷含量高,易于吸收的特点,应教育患者尽量避免。食物中有机磷与蛋白密切相关,需要关注磷和蛋白比例,避免摄入蛋白过多所带来的高磷负荷问题(具体见相关章节)。CKD 患者随着残肾功能的丧失,目前的透析方式能清除的磷依然不能维持血磷在理想范围,因此使用磷结合剂对于降低饮食中磷的摄入有重要的临床意义。

(一) 铝制剂和含钙的磷结合剂历史演变

早在 20 世纪 40 年代,学者们就注意到铝剂可以降低磷的吸收,1 000mg 元素铝可结合食物中磷 200mg,长期使用铝磷结合剂可导致铝在骨骼、神经系统沉积,有诱发骨软化和神经毒性的潜在危险,应避免反复长期使用含铝的磷结合剂。但在钙磷均高的情况下,没有条件使用其他磷结合剂时,KDOQI 指南曾经推荐可以短期(<4 周)使用含铝的磷结合剂,2017 年 KDIGO 指南也建议避免长时间使用含铝的磷结合剂。

随着铝制剂的退出,含钙的磷结合剂(碳酸钙、醋酸钙和枸橼酸钙等),不仅价格便宜,同时还可以纠正低钙血症,成为一线的磷结合剂,其中以碳酸钙应用最为广泛。钙制剂在胃肠道解离出的 Ca^{2+} 与磷酸根结合形成 $CaHPO_4$ 沉淀,阻止了小肠对磷的吸收。但是即使是餐中服用钙剂,依然会有部分钙吸收入血,有助于纠正低钙血症,抑制 PTH 分泌,减少了骨质中的磷释放入血,但近年来研究发现,长期使用含钙的磷结合剂,可以导致钙磷在骨外组织沉积,有导致血管、软组织钙化的风险,尤其在联合使用活性维生素 D 后。因此新的指南建议,不仅需要降低透析液的钙负荷,同时应适当限制含钙的磷的结合剂的使用,并应警惕出现高钙血症。

但结合我国国情,含钙的磷结合剂仍会作为 CKD 透析患者降磷的重要药物,特别是在合并严重或症状性低钙血症的高磷血症患者以及接受西那卡塞治疗的患者中。但应避免长期、大量使用,并在用药过程中密切监测血钙水平,以便及时调整剂量或更换治疗方案。如果患者血钙升高或伴有血管钙化和 / 或持续性低 PTH 和 / 或无动力性骨病,应尽量避免使用含钙磷结合剂。

(二) 新型磷结合剂

新型的非含钙的磷结合剂包括含司维拉姆、碳酸镧和枸橼酸铁等(表 11-2、表 11-3)。其中司维拉姆与碳酸镧是都是近年上市的非含钙磷结合剂,文献报道两者降磷疗效和药物相关的不良反应发生率相近。而枸橼酸铁降磷作用近年来受到关注。

1. 司维拉姆　包括第一代的盐酸司维拉姆(sevelamer hydrochloride)和第二代的碳酸司维拉姆(sevelamer carbonate tablets),均为阳离子聚合物,携带的多个胺基,可在小肠内质子化而带正电荷,通过离子交换和氢键与小肠中的磷酸根结合,可与食物中的磷结合后从粪便排出,故降磷同时还可降低血清钙浓度、总胆固醇浓度和低密度脂蛋白浓度,大剂量时还可能降低脂溶性维生素 A、D、E、K 的吸收。碳酸司维拉姆与盐酸司维拉姆具有同样的药效学,由于以碳酸作为缓冲剂,有助于纠正酸中毒。不同的血磷水平,碳酸司维拉姆剂量不同(表 11-3)。该药常见的副作用主要是胃肠道反应,如恶心、胃肠胀气、消化不良和便秘等。

2. **碳酸镧**（lanthanum carbonate）　镧系一种贵重的稀土元素,其3价阳离子化合物与磷有很强的亲和力,镧与磷结合后形成不溶性的不易被消化道吸收的磷酸镧,水溶性极低,在胃肠道吸收较少,极少量被人体吸收的镧的排泄并不依赖于肾功能,80%通过胆汁排泄。常用剂量见表11-3。最常见的不良反应依然是胃肠道反应,其中恶心、呕吐和腹泻较为常见。

3. **枸橼酸铁**（ferric citrate）　利用三价铁离子结合磷酸根,可有效控制血磷,被吸收的柠檬酸在肝脏转换成碳酸氢根,可以帮助纠正尿毒症患者代谢性酸中毒,铁吸收后有助于提高血清铁蛋白的含量,改善肾性贫血,有一定的临床应用前景(表11-2)。枸橼酸铁片2014年在日本、欧美相继上市,目前我国国内尚处于临床试验阶段,国外推荐剂量见表11-3。

对于未出现高磷血症的CKD3a~5D期患者,暂无足够的证据支持磷结合剂可以带来获益。

表11-2　常用磷结合剂的特点

药物	药物名称	剂型	用法	可能的获益	潜在的副作用
含钙的磷结合剂	碳酸钙	液体/片剂,含40%元素Ca^{2+}	随餐或餐后口服	有效,方便	潜在高钙血症相关风险,包括骨外钙化和PTH抑制,存在消化道副作用,如便秘
	醋酸钙	片剂包含25%的元素Ca^{2+}	随餐或餐后口服	同上	同上
不含钙的磷结合剂	碳酸镧	咀嚼片剂	随餐或餐后嚼碎口服,不可整片吞服	有效降磷;减轻主动脉钙化	胃肠道副作用,胃肠道有极少量吸收(目前未发现因镧吸收所致严重不良反应)
	碳酸司维拉姆	片剂	随餐口服,不可嚼碎服用	有效降磷;不吸收;可改善酸碱平衡;降低血脂	胃肠道副作用,便秘,可能影响维生素A、D、E、K吸收
	盐酸司维拉姆	片剂	同上	不被吸收;可降低血脂	可能加重代谢性酸中毒风险;胃肠道副作用,可能影响维生素A、D、E、K吸收
	枸橼酸铁	片剂	随餐口服	有效降磷,有利于纠正缺铁性贫血;不增加血钙	铁蛋白过高患者不宜使用
	氢氧化铝	片剂	餐中嚼碎服用	可有效降磷	长期使用可导致铝在骨骼、神经系统沉积,诱发骨病、神经毒性,有潜在铝中毒危险。不建议与运动饮料、柠檬汁等一起服用,以避免铝的吸收。不推荐

表 11-3　常用磷结合剂的使用方法

药物名称	不同血磷水平（mmol/L）对应剂量			注意
	1.78~2.42	≥ 2.42	≥ 2.91	
碳酸钙	500mg/ 片 每次 1~4 片 tid			监测血钙，警惕发生血管及软组织钙化
醋酸钙	667mg/ 片 每次 1~4 片 tid			同上
碳酸镧	250mg tid	500mg tid		常规维持剂量 1.5~3.0g/d，分次给药。碳酸镧或本品中任何赋形剂过敏者不宜使用
碳酸司维拉姆	800mg tid	1 600mg tid	1 600mg tid	
盐酸司维拉姆	800mg　tid	1 200 或 1 600mg tid	1 600mg tid	有引起代谢性酸中毒风险
枸橼酸铁	250mg/ 片， 500mg tid 起			最大剂量不超过 6 000mg/d

注：tid. 每日 3 次

（三）磷结合剂使用原则和药物相互作用

建议磷结合剂使用时应随餐服用，可根据每餐饮食摄入含磷食物的量不同，调整每餐药物剂量（表 11-3）。2017 最新的指南中建议，成人 CKD 3a~5D 期患者控制血磷治疗，应限制含钙的磷结合剂的应用（2b 类证据）。非含钙磷结合剂初始使用时应从小剂量开始，起始用量根据血磷水平决定。应定期监测血磷及血钙，根据血磷水平调整药物剂量，使血磷维持在目标范围。

碳酸镧可提高胃的 pH，有可能与阳离子抗酸剂（即可降低胃内酸度的药物，如碳酸钙、氧化镁、氢氧化铝等）相互作用，因此不要在碳酸镧给药后 2 小时内使用这些药物。由于碳酸镧可降低胃内酸度，还可引起包括抗生素（如喹诺酮类、氨苄西林和四环素类）、甲状腺激素、血管紧张素转换酶抑制剂、他汀类降脂药物和抗疟药（氯喹、羟氯喹等）的生物利用度。因此，尽量在服用本品 2 小时内不服用四环素、多西环素（强力霉素）。由于口服碳酸镧会使口服环丙沙星的生物利用度下降 50% 左右，建议在服用碳酸镧之前 2 小时或服药后 4 小时内不要服用喹诺酮类药物。建议在服用碳酸镧 2 小时内不服用甲状腺激素类药物，并应严密监测促甲状腺激素水平。碳酸镧并不影响脂溶性维生素 A、维生素 D、维生素 E 和维生素 K 的血清浓度。目前尚无儿童和青少年服用本品的安全性和有效性资料，不推荐在儿童和青少年中使用该药。

碳酸司维拉姆可能会结合食物中脂溶性维生素，建议必要时补充维生素，必要时应定期监测血清维生素 A、维生素 D、维生素 E、维生素 K 和叶酸的水平。文献报道，口服盐酸司维拉姆可能会降低环丙沙星的生物利用度，并使肾移植患者环孢素、麦考酚酸酯和他克莫司的血药浓度降低，建议必要时监测这些药物的血药浓度（表 11-4）。

表 11-4　常用不含钙磷结合剂的药物相互作用

	影响药物	不影响
碳酸镧	氯喹、羟氯喹	维生素 A、D、E、K
	四环素	地高辛
	多西环素(强力霉素)	美托洛尔
	左甲状腺素	华法林
	酮康唑	呋塞米
碳酸司维拉姆	影响维生素 A、D、E、K 吸收	地高辛
	环丙沙星	华法林
		依那普利
		美托洛尔
		硫酸亚铁片

三、治疗甲状旁腺功能亢进症与磷平衡

研究提示,甲状旁腺激素(PTH)是血磷升高的重要原因,因此 SHPT 患者,通过激活甲状旁腺上钙敏感受体(拟钙剂)、维生素 D 受体(VDR 激动剂)和抑制 FGF23 受体,可以有效降低甲状旁腺 PTH 的分泌,而起到降磷的作用。拟钙剂价格较高,还有发生低钙血症的风险,使用该类药物可以联合用含钙的磷结合剂和 / 或 VDR 激动剂,保证血钙在 2.0mmol/L 以上。而活性维生素 D 及其衍生物可能存在升高血磷的风险,冲击治疗对血磷影响小一些,应监测血钙、磷的水平。当钙敏感受体和 VDR 受体含量降低,或者患者对钙剂和活性维生素 D 治疗发生抵抗时,手术切除自主分泌的甲状旁腺腺瘤对血磷的控制有积极的作用。肾移植也有助于从根本上改善 CKD-MBD 患者高磷血症,但如果肾移植术后持续的 SHPT,会导致高钙血症和低磷血症。

治疗高磷血症的同时也应注意到血磷水平也不是越低越好,过低的血磷也会带来不好的临床后果。血磷和患者之间存在 U 型曲线关系,过高或者过低的血磷水平均增加患者的病死率和心血管不良事件。有研究也表明,血磷 <0.8mmol/L 时透析患者全因及心血管死亡风险增加。

综上所述,高磷血症不仅是 CKD-MBD 的结果,也是推动该病理生理过程的关键致病环节,综合管理包括饮食管理、保护残余肾功能、充分透析和药物治疗,SHPT 的手术治疗和肾移植也有利于磷的平衡。但是其中如何最大限度地维持钙、磷和骨代谢的平衡,避免软组织钙化和重要脏器的并发症,还需要更多的循证医学依据。另外,磷的综合管理还需要考虑各地区因经济发展不平衡所带来的用药水平的差异,因地制宜制订个性化的治疗方案。

(马　杰　陈丽萌)

参考文献

[1] KIDNEY DISEASE: IMPROVING GLOBAL OUTCOMES (KDIGO) CKD-MBD UPDATE WORK GROUP. KDIGO 2017 clinical practice guideline update for the diagnosis, evaluation, prevention,

and treatment of chronic kidney disease-mineral and bone disorder (CKD-MBD). Kidney Int Suppl, 2017, 7 (1): 1-59.

[2] KIDNEY DISEASE: IMPROVING GLOBAL OUTCOMES (KDIGO) CKD-MBD WORK GROUP. KDIGO clinical practice guideline for the diagnosis, evaluation, prevention, and treatment of chronic kidney disease-mineral and bone disorder (CKD-MBD). Kidney Int Suppl, 2009 (Suppl 113): S1-S130.

[3] NATIONAL KIDNEY FOUNDATION. K/DOQI clinical practice guidelines for bone metabolism and disease in chronic kidney disease. Am J Kidney Dis, 2003, 42 (4 suppl 3): S1-S201.

[4] 国家肾脏疾病临床医学研究中心. 中国慢性肾脏病矿物质和骨异常诊治指南概要. 肾脏病与透析肾移植杂志, 2019, 28 (1): 52-57.

[5] YOKOYAMA K, AKIBA T, FUKAGAWA M, et al. A randomized trial of JTT-751 versus sevelamer hydrochloride in patients on hemodialysis. Nephrol Dial Transplant, 2014, 29 (5): 1053-1060.

第十二章

慢性肾脏病继发性甲状旁腺功能
亢进症的药物治疗

CKD 患者发生继发性甲状旁腺亢进症（SHPT）的主要原因包括低钙血症和钙敏感受体下调、活性维生素 D 水平降低、高磷血症和 FGF23/Klotho 通路异常。因此目前 SHPT 的药物治疗主要针对前 3 个机制，本章主要介绍活性维生素 D 及其类似物和拟钙剂。

iPTH 治疗的靶目标，KDIGO 指南推荐 CKD5 期患者控制在正常值的 2~9 倍，日本 JSDT 指南推荐控制在 60~180pg/ml，DOPPS 研究结果提示 iPTH 在 150~300pg/ml 时，患者全因死亡风险最低。我国缺乏相应的循证依据，CKD-MBD 诊治指导也主张控制在 2~9 倍，但是较多专家推荐更严格的控制，认为 iPTH 在 150~300pg/ml 是更为合理的范围。

一、活性维生素 D 及其类似物

目前大部分指南推荐：当 CKD5 期患者 iPTH>300pg/ml 时开始使用活性维生素 D 及其类似物。日本透析医学会推荐 iPTH>180pg/ml 就可以使用活性维生素 D 及其类似物治疗。当 CKD5 期患者存在高 iPTH 伴高血钙时，建议不要使用活性维生素 D 及其类似物，因为可导致高钙血症加剧，并导致血管钙化和心脑血管事件发生增加，患者病死率增加。活性维生素 D 可静脉和口服给药。口服制剂有骨化三醇和阿法骨化醇，静脉制剂有骨化三醇和帕立骨化醇。

1. **小剂量持续疗法** 一般使用活性维生素 D 0.25~0.5μg，每日 1 次，口服。此方案主要适用于轻、中度 iPTH 升高。建议 4~8 周检测血清钙磷水平及 iPTH 水平。如果 iPTH 达标，可以考虑逐渐减量 25%~50%，并长期给予最小维持剂量。如果 iPTH 水平没有明显下降，可在不发生高血钙和高血磷的前提下将活性维生素 D 剂量增加 25%~50%。4~8 周检测血磷血钙及 iPTH 水平。如果达标，继续检测，并长期给予最小维持剂量。如果仍然未达标，可以考虑间歇大剂量疗法。

2. **大剂量间歇疗法** 主要适用于中、重度 SHPT 患者。CKD5 期患者 iPTH 300~500pg/ml 时，可给予活性维生素 D 1~2μg，每周 2 次，口服；iPTH 500~1 000pg/ml 时，可给予骨化三醇

2~4μg，每周 2 次，口服；iPTH>1 000pg/ml，可给予骨化三醇 4~6μg，每周 2 次，口服。4~8 周检测患者血清钙磷及 iPTH 水平，iPTH 水平如果下降，可以继续观察，直到 iPTH 达标。如果 iPTH 没有明显下降，每周骨化三醇的剂量可增加 25%~50%；一旦 iPTH 水平降到目标范围，骨化三醇剂量可减少 25%~50%，并根据 iPTH 水平，选择最小剂量间歇或持续给药，维持 iPTH 在目标范围。

如果患者治疗过程中出现血钙 >10.2mg/dl（2.54mmol/L），需要停止使用或减量活性维生素 D，改用或加用拟钙剂。同时，如果患者出现血磷 >6.0mg/dl（1.94mmol/L），需要活性维生素 D 及其类似物减量，给予低磷饮食及磷结合剂加量。同时建议不要将患者 iPTH 控制在 150pg/ml 以下，以防导致低转运性骨病。

3. **帕立骨化醇**　帕立骨化醇是人工合成的具有生物活性的维生素 D 类似物，其需要通过与维生素 D 受体结合，抑制甲状旁腺分泌。目前常用的方案有两种，即欧洲方案和美国方案。大多数观点认为帕立骨化醇治疗 CKD、SHPT 的效果优于骨化三醇，但是降低血浆 iPTH 水平方面，骨化三醇优于帕立骨化醇，目前常用的帕立骨化醇剂量为 0.04μg/kg。帕立骨化醇已成为西方国家治疗 CKD 患者 SHPT 的一线药物，但是目前仍无最佳药物剂量。我国也有团队应用 0.06~0.08μg/kg 治疗。目前常使用静脉给药方式，每次透析前半小时给药，每周 3 次，调整药物剂量，具体调整方法见表 12-1。

表 12-1　帕立骨化醇剂量调整方法

血钙及钙磷乘积	iPTH 变化	帕立骨化醇剂量调整
Ca<2.6mmol/L，Ca × P<65mg^2/dl^2	iPTH 无下降或下降 <30%	加量 50%
	30% ≤ iPTH 下降 ≤ 60%	维持原剂量
	iPTH 下降 >60% 或者 <300pg/ml	减量 50%
2.6mmol/L ≤ Ca ≤ 2.7mmol/L，Ca × P<65mg^2/dl^2	iPTH 无下降或下降 <30%	维持原剂量
	iPTH 下降 >30%	减量 20%
Ca>2.7mmol/L，Ca × P>65mg^2/dl^2	无论 iPTH 水平变化	减量 30%
Ca>2.8mmol/L，Ca × P>75mg^2/dl^2	无论 iPTH 水平变化	停药 2 周

二、拟钙剂

拟钙剂又称钙敏感受体（Ca^{2+}-sensing receptor，CaSR）激动剂，可以模拟钙作用于组织，通过激活器官组织中的 CaSR，增加细胞内钙并抑制 PTH 分泌。拟钙剂抑制 PTH 分泌起效很快，有时仅需几分钟。

目前上市的拟钙盐酸西那卡塞,其适用于伴高钙和或高磷患者或者活性维生素 D 抵抗的 SHPT 患者。西那卡塞可以全面降低血钙、血磷、PTH 及钙磷乘积。其可以抑制甲状旁腺增生,延缓或者避免甲状旁腺切除手术,降低住院率及病死率,降低心血管事件风险。有研究显示其可以逆转 CKD 患者血管钙化。主要不足是可能引起低血钙及胃肠道副反应,且价格较贵。目前研究显示,西那卡塞联合小剂量骨化三醇(0.25~0.5μg/d)可以明显减少低血钙的发生。文献报道饭后服用和晚上服用可以减少其胃肠不良反应。西那卡塞可能抑制胃肠道动力,而引起胃肠道症状,如恶心和呕吐等。可以考虑对症处理。

建议西那卡塞初始剂量从 25mg,每晚 1 次起,每 2~4 周调整一次剂量。给药初期每周测定一次血钙,维持期可 2~4 周测血钙。iPTH 达到正常值上限 1~2 倍时,西那卡塞减量或停用。如血清 iPTH 持续 >800pg/ml 时,KDIGO 指南建议考虑外科手术治疗。

2017 年美国食品药品监督管理局(FDA)批准 etelcalcetide 用于血液透析成年患者 SHPT 治疗。其可在透析后静脉给药,研究显示:治疗 26 周,etelcalcetide 组患者 iPTH 降低 >50% 的患者数量上优于现有的标准拟钙剂治疗药物西那卡塞。

三、小结

CKD-MBD 患者 SHPT 发生机制复杂,并且严重威胁 CKD 患者生存。其治疗应尽早进行综合治疗,以提高患者生存质量及生存率,并且避免甲状旁腺切除术。目前临床使用的降低 iPTH 的药物主要为活性维生素 D 及拟钙剂,其适用于不同类型患者,临床使用过程中应根据患者情况,有针对性地选择相应的治疗药物,并且注意患者血钙、血磷、iPTH 及心血管钙化的监测。

(刘广义　胡　昭)

参考文献

[1] SALIBA W, EL-HADDAD B. Secondary hyperparathyroidism: pathophysiology and treatment. J Am Board Fam Med, 2009, 22 (5): 574-581.

[2] KIDNEY DISEASE: IMPROVING GLOBALOUTCOMES (KDIGO) CKD-MBD WORK GROUP. KDIGO 2017 Clinical practice guideline update for the diagnosis, evaluation, prevention, and treatment of chronic kidney disease-mineral and bone disease (CKD-MBD). Kidney Int Suppl, 2017, 7 (1): 1-59.

[3] GUIDELINE WORKING GROUP, JAPANESE SOCIETY FOR DIALYSIS THERAPY. Clinical practice guideline for the management of secondary hyperparathyroidism in chronic dialysis patients. Ther Apher Dial, 2008, 12 (6): 514-525.

[4] YAMAMOTO S, KARABOYAS A, KOMABA H, et al. Mineral and bone disorder management in hemodialysis patients: comparing PTH control practices in Japan with Europe and North America: the Dialysis Outcomes and Practice Patterns Study (DOPPS). Pisoni RL BMC Nephrol, 2018, 19 (1): 253.

[5] MARTIN KJ, GONZÁLEZ E, LINDBERG JS, et al. Paricalcitol dosing according to body weight or severity of hyperparathyroidism: a double-blind, multicenter, randomized study. Am J Kidney Dis, 2001, 38 (5 Suppl 5): S57-S63.

[6] 王泰娜,徐斌,贾凤玉,等.帕立骨化醇治疗血液透析患者伴继发性甲状旁腺功能亢进.肾脏病与透

析肾移植杂志 , 2015, 24 (1): 1-5.

[7] BLOCK GA, MARTIN KJ, DE FRANCISCO AL, et al. Cinacalcet for secondary hyperparathyroidism in patients receiving hemodialysis. N Engl J Med 2004, 350 (15): 1516-1525.

[8] STUBBS JR, WETMORE JB. Does it matter how parathyroid hormone levels are suppressed in secondary hyperparathyroidism?. Semin Dial 2011, 24 (3): 298-306

[9] 张凌 , 闫彩芸 , 姚力 . 难治性继发性甲状旁腺功能亢进症的外科治疗 . 中国血液净化 , 2012, 11 (7): 349-351.

第十三章

继发性甲状旁腺功能亢进症相关骨病的内科治疗

多种原因导致的低钙血症刺激甲状旁腺增生肥大、分泌过多甲状旁腺素(PTH),称为继发性甲状旁腺功能亢进症(SHPT),常见于维生素 D 缺乏、钙摄入不足、胃肠道疾患所致吸收不良、慢性肾功能不全及肝功能异常等疾病。其中,长期维生素 D 和 / 或钙缺乏的 SHPT 患者可出现佝偻病或骨软化症,慢性肾功能不全 SHPT 患者可出现骨质疏松症和慢性肾脏病矿物质和骨异常(CKD-MBD),导致患者发生骨痛、骨折及骨骼畸形等临床症状,严重影响生活质量,需引起重视。

一、维生素 D 和 / 或钙缺乏相关骨病的诊治

1. **维生素 D 和钙对骨骼健康的重要作用** 钙是骨骼的基本组分,体内 99% 的钙储存于骨骼和牙齿中,是羟基磷灰石结晶的主要成分,维持骨骼的完整性和硬度。人体皮肤经过阳光照射后自身合成的维生素 D 与食物来源的维生素 D,进入体内后经过肝脏和肾脏的两次羟化,形成其活性形式——$1,25(OH)_2D$,发挥促进肠钙吸收和肾小管对钙的重吸收作用,并对骨骼有直接影响,因此钙和维生素 D 对骨骼健康必不可少。

长期严重的维生素 D 和 / 或钙缺乏使血钙降低,刺激 PTH 分泌,出现 SHPT,并导致佝偻病 / 骨软化症,又称营养性佝偻病 / 骨软化症。佝偻病(rickets)与骨软化症(osteomalacia)是骨骼矿化障碍的疾病。骨软化症指新形成的骨基质(类骨质)发生矿化障碍;而儿童及青少年期,骨骺尚未闭合,出现骨骺生长板矿化延迟,生长板增宽、结构紊乱,称为佝偻病。佝偻病多见于 6 个月 ~2 岁的婴幼儿,表现为囟门闭合延迟、腕部及踝部膨大、肋缘外翻、鸡胸等。开始行走的患儿出现膝内翻或外翻畸形、生长缓慢及矮小。骨软化症患者早期症状不明显,逐渐出现乏力、骨痛,严重者出现病理性骨折、身高下降、行走困难,甚至卧床不起。

2. **预防和治疗维生素 D 和 / 或钙缺乏相关骨病** 预防维生素 D 和 / 或钙缺乏性佝偻病 / 骨软化症需保证足够的维生素 D 与钙的营养。晒太阳是预防维生素 D 缺乏最为安全和有效的办法。我国多数地区在初夏至秋末季节,早上 10 时至午后 3 时,裸露面部和四肢晒

太阳 15~30 分钟,每周 2~3 次,可预防维生素 D 缺乏。不能充分日晒者,建议补充维生素 D。1 岁以内的婴儿建议补充 400IU/d,1 岁后至成人建议补充 400~600IU/d;绝经后妇女和 70 岁以上男性建议补充 400~800IU/d。当维生素 D 严重缺乏时,需在 4~6 周内采用较大剂量的维生素 D,待血清 25 羟维生素 D(25(OH)D)水平提高之后,恢复到常规维持剂量。建议将血清 25OHD 水平至少维持在 20ng/ml(50nmol/L)以上,最好达到 30ng/ml(75nmol/L)以上。

另外,应注意保证充足的钙营养。2013 年中国居民膳食营养素参考摄入量中建议,每日钙摄入量:出生~3 岁 200~600mg,4~6 岁 800mg,7~17 岁 1 000~1 200mg,18~50 岁 800mg,50 岁以上 1 000mg。含钙丰富的食物有牛奶、酸奶等奶制品,应鼓励患者多吃奶制品。如因乳糖不耐受等原因,饮食钙摄入不足时,需适当补充钙剂,包括碳酸钙、枸橼酸钙等多种钙制剂可供挑选,应根据患者耐受情况进行选择,使个人的钙摄入量达到标准。

二、慢性肾脏病患者合并骨质疏松症和 CKD-MBD 的诊治

1. **慢性肾脏病合并骨质疏松症和 CKD-MBD 的危害和相关检查**　长期慢性肾脏病导致高磷血症,1,25(OH)$_2$D 缺乏及低钙血症,从而使 PTH 分泌增多,是 SHPT 的重要原因。CKD 患者容易出现骨质疏松症与 CKD-MBD,造成骨折风险增加。按照世界卫生组织(WHO)的诊断标准,发生脆性骨折和 / 或双能 X 线骨密度吸收仪(DXA)测定的骨密度(bone mineral density,BMD)T 值 ≤ −2.5 时诊断为骨质疏松症(osteoporosis)。CKD 合并骨质疏松症的临床表现有疼痛、脊柱变形、身高下降和脆性骨折。常见的脆性骨折部位有椎体、髋部和腕部,一次骨折发生后,再次骨折的风险明显增加,对患者身心健康造成巨大伤害。

CKD 3~5D 期患者骨代谢紊乱日益严重,可出现慢性肾脏病矿物质和骨异常(CKD-MBD)。根据骨转换、骨矿化和骨量的评价系统(TMV 系统),CKD-MBD 分为:①高骨转换性骨病,以 SHPT、纤维囊性骨炎为特点;②低骨转换性骨病,常见于铝沉积或甲状旁腺过度受抑,是腹膜透析和血液透析患者中发生的主要骨损害;③混合性骨病,其特征为高骨转换骨病和低骨转换骨病并存,以及异常矿化;④骨软化症,骨矿化时间明显延长。主要是铝在骨内沉积所引起,随着透析液制备改良,含铝的磷结合剂逐渐被淘汰,骨软化症的发生已有所减少。

由于骨密度与 CKD 的骨折风险密切相关,对于具有骨折危险因素的 CKD 患者,2017 年改善肾脏病全球预后(kidney disease:improving global outcomes,KDIGO)建议进行骨密度检查加以评估。另外,诊断时应注意区分骨质疏松症和 CKD-MBD,建议结合血 PTH、碱性磷酸酶(ALP)以及其他骨转换指标的水平加以评估,必要时需要通过骨活检来鉴别。

2. **慢性肾脏病合并骨质疏松症和 CKD-MBD 的治疗**

(1)慢性肾脏病合并骨质疏松症的治疗:慢性肾脏病患者骨质疏松症的防治,首先应进行生活方式干预,注意均衡膳食,适当活动,避免酗酒、抽烟等不良嗜好,慎用影响骨代谢的药物,预防跌倒,加强自身和环境的保护措施。其次,应保证充足的钙和维生素 D,有条件时,建议检测血清 25(OH)D 水平,使其至少维持在 20ng/ml(50nmol/L)以上。

有骨折风险者,建议进行双能 X 线吸收检测法(DXA)骨密度检查;身高较年轻时明显下降者,为明确椎体骨折情况,建议进行胸椎和腰椎侧位 X 线摄片检查。当具备以下情况之一时,需考虑药物治疗:① DXA 测定腰椎或髋部骨密度 T 值 ≤ −2.5;②发生椎体或髋部的

脆性骨折；③DXA测定腰椎、髋部或桡骨远端1/3骨密度 –2.5<T值≤ –1.0，且发生肱骨近端、骨盆或前臂远端发生的脆性骨折；④ DXA测定腰椎、髋部或桡骨远端1/3 骨密度 –2.5<T值≤ –1.0，且具有一项以上骨质疏松危险因素。骨质疏松危险因素可参照 FRAX 工具计算出髋骨骨折概率≥ 3%，或任何重要部位的骨质疏松性骨折发生率≥ 20%。也可以参照 OSTA 筛查为高风险（绝经后女性适用）。治疗前做好骨质疏松症的鉴别诊断，治疗过程中，注意每3~6 个月检测血清钙、磷、ALP、25OHD、骨转换指标如血清 1 型原胶原 N- 端前肽（P1NP），血清 1 型胶原交联 C- 末端肽（CTX）和肾功能变化，根据治疗前 PTH 基线水平和 CKD 进展情况决定血生化指标和 PTH 的检查间隔时间。

CKD1~2 期、CKD3 期且 PTH 在正常范围的慢性肾脏病患者，骨代谢紊乱较轻微，存在骨质疏松和 / 或骨折高风险时，推荐的治疗方案与普通骨质疏松人群相同，治疗药物包括骨吸收抑制剂（双膦酸盐、雌激素类药物、选择性雌激素受体调节剂、降钙素和核因子 κB 受体活化因子配体（Receptor Activator for Nuclear Factor-κ B Ligand，RANKL 抑制剂）、骨形成促进剂（PTH 类似物）、活性维生素 D 及其类似物等。

CKD3~5 期患者普遍存在维生素 D 缺乏，而且肾脏 1α 羟化酶活性下降，血 1,25(OH)$_2$D 水平下降，导致机体 PTH 水平升高。活性维生素 D 及其类似物，如骨化三醇、阿法骨化醇，通过增加肠道和肾脏对钙的吸收，维持血钙水平，降低 PTH 分泌，有助于维持 CKD 骨质疏松症患者的肌力、降低骨折风险。CKD3~5 期未透析合并骨质疏松的患者，如果 PTH 水平进行性升高；CKD5D 期，PTH 水平升高超过目标控制值的患者，需考虑使用活性维生素 D 及其类似物进行治疗，治疗中注意监测血钙、血磷、PTH 水平，24 小时尿钙水平，调整药物剂量。

CKD3~5 期患者应用抗骨质疏松药物的循证医学证据相对较少，其中多数是绝经后骨质疏松妇女随机对照研究的 post hoc 分析。根据这些有限的证据，慢性肾脏病合并骨质疏松症可考虑使用的药物有骨吸收抑制剂，包括双膦酸盐（利塞膦酸钠、阿仑膦酸钠）、选择性雌激素受体调节剂（雷洛昔芬）和 RANKL 抑制剂（迪诺赛麦），骨形成促进剂（特立帕肽）。有研究显示 eGFR 在 15~30ml/（min·1.73m^2）的绝经后骨质疏松妇女使用利塞膦酸钠或阿仑膦酸钠治疗，能够增加骨密度，降低骨折发生风险。我国 CKD-MBD 诊治指南对这两个药物提出的建议是利塞膦酸钠口服 5mg/d 或 35mg，1 次 / 周，阿仑膦酸钠口服 70mg，1 次 / 周，使用时间不超过 3 年。RANKL 抑制剂狄诺塞麦是特异性 RANKL 单克隆抗体，能够抑制骨吸收、增加骨密度，减少骨折发生。由于它抑制骨吸收的作用较强，治疗中可能导致严重低钙血症，需要加强监测。值得注意的是，低骨转换性骨病是骨吸收抑制剂治疗的禁忌证，治疗前务必加以排查。

（2）慢性肾脏病合并 CKD-MBD 的治疗：慢性肾脏病的治疗中，应积极防治 MBD。采取措施降低高磷血症，维持正常血钙水平，控制高 PTH 血症。治疗中注意监测骨代谢、骨转换指标以及 CKD 的进展情况，及时调整治疗方案。

综上所述，多种因素可导致 SHPT 的发生。维生素 D 和 / 或钙缺乏 SHPT 患者可出现佝偻病 / 骨软化症；慢性肾脏病 SHPT 患者可出现骨质疏松症及 CKD-MBD。各级医师在临床中应当加以重视，积极开展筛查、诊断和治疗，减少骨折和骨骼畸形的发生，改善患者预后。

（姜　艳）

参考文献

［1］HOLICK MF. Vitamin D deficiency. N Engl J Med, 2007, 357 (3): 266-281.

［2］中华医学会骨质疏松和骨矿盐疾病分会. 维生素 D 及其类似物临床应用共识. 中华骨质疏松和骨矿盐疾病杂志, 2018, 11 (1): 1-19.

［3］姜艳, 夏维波. 维生素 D 与佝偻病 / 骨软化症. 中华骨质疏松和骨矿盐疾病杂志, 2018, 11 (1): 51-55.

［4］KIDNEY DISEASE: IMPROVING GLOBAL OUTCOMES (KDIGO) CKD-MBD UPDATE WORK GROUP. KDIGO 2017 clinical practice guideline update for the diagnosis, evaluation, prevention, and treatment of chronic kidney disease-mineral and bone disorder (CKD-MBD). Kidney Int Suppl, 2017, 7 (1): 1-59.

［5］国家肾脏疾病临床医学研究中心. 中国慢性肾脏病矿物质和骨异常诊治指南概要. 肾脏病与透析肾移植杂志, 2019, 28 (1): 52-57.

第十四章

慢性肾脏病继发性甲状旁腺功能
亢进症透析处方的调整

慢性肾脏病继发性甲状旁腺功能亢进症（SHPT）患者的透析治疗的主要目标是有效调整钙（Ca）、磷（P）代谢紊乱，降低过高的甲状旁腺激素（PTH）。因缺乏高证据级别的指南或共识，SHPT患者的透析处方并没有标准方案。但充分透析，生理钙透析液，仍是SHPT患者透析处方的基础。

一、透析模式

磷主要分布于细胞内，仅有少量的磷存在于细胞外液中，且部分与蛋白结合。磷从细胞内向细胞外液转运缓慢。这些特点使血磷不同于肌酐、尿素氮等小分子物质，而更类似于中分子物质的特性。血液透析和腹膜透析均能清除血磷。常规血液透析（3次/周，4小时/次）每次只能清除600~1 200mg的磷，每周只能清除1 800~3 600mg磷。腹膜透析每周能清除2 100~2 520mg磷。在实际生活中，透析患者每日磷摄入量高达1 500mg（每周10 500mg），因此仅靠常规血液透析和腹膜透析，患者血磷往往仍处于正磷平衡状态。

清除中大分子的血液净化模式有助于SHPT患者的病情改善。常规血液透析主要通过弥散的原理，清除小分子物质。血液滤过主要通过对流的原理，清除中分子物质。血液灌流通过吸附的原理，清除中大分子物质。研究证实，血液透析滤过（HDF）对磷的清除优于常规血液透析（HD）；血液透析（HD）联合血液灌流（HP）治疗组患者血磷及PTH水平明显低于常规血液透析组。因此，通过调整患者的透析模式，如行HDF或杂合式透析（如HD+HP），可增加磷的清除，改善钙磷代谢状态，降低甲状旁腺激素。

腹膜透析患者的残肾功能对CKD-MBD相关中分子毒素的清除远优于腹透本身，故对于残肾功能尚好的患者，应制订有利于保护残余肾功能的透析方案，并争取使用高生物相容性的腹膜透析液。此外，通过延长留腹时间、增加总治疗剂量有助于磷的清除。由于腹膜透析治疗时间长、内环境相对稳定，因此使用低钙透析液降低患者钙负荷的同时并不会产生类似血液透析时短时低钙透析液刺激甲状旁腺分泌的风险。

二、血液透析处方调整原则

1. 血液透析频率和时间 增加透析频率和透析时间有助于纠正钙磷代谢紊乱。通常认为,磷的清除在透析开始的 1~2 小时达到高峰,其后效率下降。但有研究证实,透析 4 小时、6 小时、8 小时相比,透析 8 小时组患者血磷下降最多。短时日间透析(6 次 / 周,3 小时 / 次)与常规血液透析(3 次 / 周,4 小时 / 次)比较,经过 12 个月的随访,短时日间透析患者血磷及 PTH 下降最显著,左心室质量指数在日间短时透析组下降亦最显著。每日夜间透析(治疗时间 >6 小时)与常规血液透析(3 次 / 周,4 小时 / 次)相比,每日夜间透析平均磷下降 1.24mg/dl,同时该组患者的磷结合剂使用较常规透析组减少。有透析中心使用夜间延长血液透析(3 次 / 周,7.5 小时 / 次)治疗尿毒症患者,发现治疗 3 个月后患者血磷明显下降,6 个月后血磷降至正常,PTH 显著降低。因此,增加透析频率 / 透析时间可改善血磷及 PTH 水平。

2. 透析器 研究提示,高通量透析对磷和 PTH 的清除优于低通量透析。随着透析器膜材料的发展,透析膜的生物相容性逐渐改善,对水分与溶质具有良好的通透性,且膜的吸附能力增强。既往有研究表明:醋酸纤维素膜、低通量聚砜膜、血仿膜对磷的清除相似,但亦有研究显示,相比于铜铵膜与聚砜膜,聚丙烯腈膜对 PTH 的清除效果明显。因此,对于 SHPT 患者,使用高通量透析器,选择生物相容性高且吸附能力好的膜材料亦有助于纠正钙、磷代谢紊乱,降低 PTH,进而抑制各类并发症的出现,改善患者预后。血液灌流可以有效增加 PTH 的清除,降低血液中 PTH 水平,不过缺乏循证医学研究证实,并且价格较昂贵。

3. 透析液 2017 年 KDIGO 关于 CKD-MBD 的指南中建议透析液钙浓度在 1.25~1.5mmol/L。新的证据显示 <1.25mmol/L 的钙透析液可增加患者心力衰竭和低血压的发生,而 1.75mmol/L 钙透析液则可增加患者钙负荷,最终增加全因死亡率和心血管事件。因此,目前多数还是推荐 1.25~1.5mmol/L 的钙透析液。

4. 提高透析充分性 充分透析是改善透析患者病情的基石,如保证功能良好的血管通路,提高透析血流速度、增加透析液流速,使用膜面积大的透析器,包括上述提到的延长透析时间、高通量透析器等,均可改善患者的透析充分性,可能有助于患者病情的控制。但透析充分性的改善是否有助于磷和 PTH 的清除,目前仍有争议。研究表明,随着透析膜面积的增加($2~2.6m^2$),虽然 Kt/V 增加,但磷的清除并未增加。提高透析液流速有助于磷的清除,但亦有研究否定上述结论。虽然结果有差异,但提高透析充分性仍然是改善透析患者生存质量及减少并发症的必要因素。因此,现认为充分透析是透析处方的基础。

在保障透析充分性的基础上,改变透析模式,增加透析频次及延长透析时间,使用高通量、生物相容性及吸附能力好的透析器可有助于改善钙磷代谢及降低 PTH 水平,从而较好地控制 SHPT。但由于各种方式有其相应的局限性,如每日短时透析虽可增加磷的清除,但亦存在营养物质的丢失以及增加血管通路,尤其是动静脉内瘘维护的困难性;夜间延长透析增加了医务工作者的工作压力及对透析中心医疗安全产生影响等。所以,应该根据当地透析中心和患者的实际情况灵活选择治疗方案。

三、腹膜透析处方调整原则

1. **保护残余肾功能**　对于腹膜透析患者,残余肾功能(residual renal function,RRF)与腹膜的磷清除、饮食磷摄入及 PTH 水平同为高磷血症的独立危险因素。RRF 首先可以直接增加磷的清除,$3\sim4.85\text{ml}/(\text{min}\cdot1.73\text{m}^2)$ 的 RRF 可以每周排出 559~889mg 磷元素,占患者总磷排泄量的 1/3。此外,无尿患者血清 FGF23 高于有残肾功能的患者,说明 RRF 还有不依赖于血磷的保护作用。建议对于 RRF 尚好的患者优先制订有利于保护残余肾功能的透析方案,而非盲目提高腹膜磷清除量。如使用渐进式腹膜透析[在患者进入腹透的初期每日治疗剂量 1~2 组(手工)或腹透机治疗 3~4 日 / 周],避免过度超滤、使用高生物相容性的腹膜透析液(pH 中性并减少末端糖基化产物含量)。

2. **提高透析充分性**　增加腹膜透析充分性,提高总治疗剂量的方法包括延长透析时间、增加单次留腹剂量、增加循环次数等。Rafael 等认为首选延长透析液留腹时间,因为在透析充分性相当(KT/V:2.11 ± 0.7 vs. 2.25 ± 0.54)的持续不卧床腹膜透析(continuous ambulatory peritoneal dialysis,CAPD)与夜间自动化腹膜透析(automated peritoneal dialysis,APD)患者中,CAPD 患者经腹膜的磷清除显著优于 APD 者(L/wk:43.2 ± 14.9 vs. 24.7 ± 13.4)。因此,对于手工腹透者,优先将间断腹透改为 CAPD;使用腹透机者,将夜间 APD 改为持续循环腹膜透析(continuous cycling peritoneal dialysis,CCPD)均有助于磷的清除。但需要注意避免为增加透析总剂量而过度增加交换次数,导致缩短实际留腹时间,这样并不利于磷的交换。

3. **透析液**　文献报道 1.25mmol/L 浓度钙腹透液有利于降低钙磷乘积和高钙血症发生率,不增加动脉僵硬风险,在配合口服碳酸钙使用的前提下亦不增加低钙血症风险。故 2013 年中华医学会肾脏病分会《慢性肾脏病矿物质和骨异常诊治指导》推荐:CKD 5D 期腹膜透析的患者使用 1.25mmol/L 浓度钙腹透液。

综上所述,SHPT 患者的透析处方应根据透析中心及患者的情况实行"个体化"策略。血液透析患者可通过调整透析模式、透析频率、选择高通量滤器、适当的透析液钙离子浓度来达到调整钙磷及甲状旁腺激素的水平,从而达到改善继发甲状旁腺功能亢进症的目的。腹膜透析患者如有较好 RRF,优先采用保护 RRF 的方案,如 RRF 已差,则优先延长留腹时间,继而增加总治疗剂量来增加腹膜的磷清除。对于透析处方的调整,仍需要更多的临床和研究证据的指导。

(王晓华　郑智华　王海云)

参考文献

[1] WAHEED AA, PEDRAZA F, LENZ O, et al. Phosphate control in end stage renal disease: barriers and opportunities. Nephrol Dial Transplant, 2013, 28 (12): 2961-2968.

[2] ALFIERI C, REGALIA A, ZANONI F, et al. The Importance of adherence in the treatment of secondary hyperparathyroidism. Blood Purif, 2019, 47 (1-3): 37-44.

[3] KETTELER M, BLOCK GA, EVENEPOEL P, et al. Executive summary of the 2017 KDIGO chronic kidney disease-mineral and bone disorder (CKD-MBD) guideline update: what's changed and why it matters.

Kidney Int, 2017, 92 (1): 26-36.

［4］BHIMANI JP, OUSEPH R, WARD RA. Effect of increasing dialysate flow rate on diffusive mass transfer of urea, phosphate and beta2-microglobulin during clinical haemodialysis. Nephrol Dial Transplant, 2010, 25 (12): 3990-3995.

［5］杨晓晓，姜娜，黄佳颖，等．腹膜透析患者高磷血症的相关因素分析．中华肾脏病杂志，2014, 30 (1): 29-34.

［6］RAFAEL G, JACEK W, ADELAIDA Z, et al. Phosphate equilibration rate and daily clearance in patients on CAPD, CCPD and APD. Int J Artif Organs, 2016, 39 (12): 596-602.

［7］SANDRINI M, VIZZARDI V, VALERIO F, et al. Incremental peritoneal dialysis: a 10 year single-centre experience. J Nephrol, 2016 (6): 871-879.

［8］王莉，李贵森，刘志红．中华医学会肾脏病分会《慢性肾脏病矿物质骨异常诊治指导》．肾脏病透析与移植杂志，2013, 22 (6): 554-559.

第十五章

慢性肾脏病继发性甲状旁腺功能亢进症的手术指征

慢性肾脏病继发性甲状旁腺功能亢进症（SHPT）首选内科药物治疗。通过补充活性维生素 D_3、使用拟钙剂及磷结合剂等方法，在 SHPT 初期，可有效地降低血钙、血磷及血全段甲状旁腺激素（iPTH）水平，控制甲状旁腺功能。然而，随着病程的进展，部分患者出现腺体对药物抵抗的现象，从而使药物治疗失效。

甲状旁腺切除术（parathyroidectomy，PTX）目前在临床上主要针对难治性甲状旁腺功能亢进患者。PTX 可以有效降低 PTH、血钙和血磷，改善患者生存质量。多项单中心研究均提示 PTX 可以有效缓解骨痛、肌无力和瘙痒等症状；减少骨折风险，改善血清生化指标异常；可以改善心率变异性，改善左心室肥厚、减少心瓣膜钙化的发生；可以显著改善患者的认知功能，全面提高生活质量。研究发现 PTX 术后平均随访 3.6 年，全因死亡风险可降低 33%，心血管死亡风险降低 37%。PTX 和药物治疗相比具有更经济、更快速起效的优势，考虑到尿毒症背景促进 SHPT 进展，且药物治疗的优劣势在临床实践中不易平衡，因此 PTX 在治疗 SHPT 中的优势十分明显。

目前，国内外对 SHPT 患者行 PTX 治疗的手术指征仍存在一定的争议。日本学者推荐持续性血清 PTH>500pg/ml，存在高磷血症（血磷 >6.0mg/m1）和 / 或高钙血症（血钙 >10.0mg/m1）且对药物治疗无效的 SHPT 患者行 PTX 治疗，如患者同时存在骨和关节疼痛、肌无力、皮肤瘙痒、对促红细胞生成素刺激因子抵抗的贫血、扩张型心肌病及钙化防御等临床症状，则是 PTX 治疗的绝对手术指征。改善全球肾脏病预后组织（KDIGO）临床实践指南推荐 CKD3~5 期伴严重甲状旁腺功能亢进药物治疗无效的患者需行 PTX 治疗。我国中华医学会肾脏病学分会在慢性肾脏病矿物质和骨异常诊治指导中所述的 PTX 指征：① iPTH 持续 >800pg/ml（正常值 16~62pg/ml）；②药物治疗无效的持续性高钙和 / 或高磷血症；③具备至少 1 枚甲状旁腺增大的影像学证据，如高频彩色超声显示甲状旁腺增大，直径 >1cm 并且有丰富的血流；④以往对活性维生素 D 及其类似药物治疗抵抗。目前国内术者多采用该手术指征。

日本学者采用的手术指征、手术时机相对欧美及我国更早一些。需要说明的是，目前国内的手术指征往往取决于术者的经验和疾病严重程度,手术患者基本都是持续性血清PTH>1000pg/ml,伴高钙血症和／或高磷血症药物难以控制,且骨病等临床症状较严重的患者。

（艾志龙）

参考文献

［1］FILIPOZZI P, AYAV C, ERPELDING IT, et al. Influence on quality of life from an early cinacalcet prescription for secondary hyperparathy-roidismin dialysis. Pharmacoepidemiol Drug Saf, 2015, 24 (2): 187-196.

［2］POLISTENA A, SANGUINETTI A, LUCCHINI R, et al. Surgical treatment of secondary hyperparathyroidism in elderly patients: an institutional experience. Aging Clin Exp Res, 2017, 29 (Suppl 1): 23-28.

［3］SHARMA J, RAGGI P, KUTNER N, et al. Improved long-term survival of dialysis patients after near-total parathyroidectomy. J Am Coll Surg, 2012: 214 (4): 400-408.

［4］侯爱珍, 肖观清, 张豫, 等. 甲状旁腺全切除加前臂自体移植术对继发性甲状旁腺功能亢进患者左心室肥厚的影响. 中国血液净化, 2017, 16 (1): 39-43.

［5］郭焕开, 杨晓冉, 梁锦云, 等. 甲状旁腺切除对尿毒症继发性甲状旁腺功能进症患者认知功能及生存质量的影响. 中国当代医药, 2018, 25 (11): 8-10.

［6］GUIDELINE WORKING GROUP, JAPANESE SOCIETY FOR DIALYSIS THERAPY. Clinical practice guideline for management of secondary hyperparathyroidism in chronic dialysis patients. Ther Apher Dial. 2008, 12 (6): 514-525.

［7］KIDNEY DISEASE: IMPROVING GLOBAL OUTCOMES (KDIG0) CKD-MBD WORK GROUP. KDIGO clinical practice guideline for the diagnosis, evaluation, prevention, and treatment of chronic kidney disease mineral and bone disorder (CKD-MBD). Kidney Int Suppl, 2009, (113): S1-S130.

第十六章

慢性肾脏病继发性甲状旁腺功能亢进症手术治疗的术式选择及循证医学证据

甲状旁腺切除术有多种手术方式,孰优孰劣学术界尚无统一的意见。手术方式的选择除考虑降低手术并发症发生率及复发率外,还要考虑保留患者足够的甲状旁腺功能及潜在肾移植的可能。目前临床上应用较广泛的3种术式包括甲状旁腺次全切除术(subtotal parathyroidectomy,sPTX)、甲状旁腺全切术(total parathyroidectomy,tPTX)以及甲状旁腺全切术+自体移植术(total parathyroidectomy with autotransplantation,tPTX+AT)。从入路上看,除了传统开放手术,还有内镜、机器人入路的手术。还有一些其他手术/操作治疗方式的报道,包括颈丛阻滞麻醉下的小切口计划性分期手术,以及微波消融、射频消融、高强度聚焦超声、乙醇注射、乙酸注射等。

对于患者来说,治疗目的是缓解高PTH血症,同时又能维持全身钙磷代谢的稳定。因此,手术治疗既要去除多余增生的甲状旁腺组织,又要避免术后出现永久性甲状旁腺功能减退和低钙血症。在手术计划、手术决策和手术实施过程中,维持上述平衡是关键。

一、常见术式

1. **甲状旁腺次全切除术(sPTX)** 甲状旁腺次全切除术指在手术中切除绝大多数的甲状旁腺组织,保留少许甲状旁腺组织,以便将甲状旁腺功能维持在相对正常的水平。经典的sPTX是将明显增生的3个甲状旁腺予以切除,若第4个甲状旁腺体积接近正常可以保留;若亦出现增生,则予以部分切除,将约50mg的甲状旁腺原位保留。

2. **甲状旁腺全切除术(tPTx)** 甲状旁腺全切除术指手术中切除所有可见的甲状旁腺而不移植,术中应仔细探查,根据患者情况及手术情况确定是否行胸腺切除。

3. **甲状旁腺全切除+自体移植术(tPTx+AT)** 甲状旁腺全切除+自体移植术即切除全部甲状旁腺,并将微量的甲状旁腺组织自体移植。移植的甲状旁腺应尽可能选择正常或接近正常的旁腺组织；移植的部位遵循方便术后功能监测、复发后便于取出的原则，可选择胸锁乳突肌、未接受动静脉内瘘术的前臂肱桡肌等。移植的时机包括即时移植和延迟移植，低温无菌贮存的甲状旁腺组织最多可保存 2 年。移植旁腺的组织量与复发率密切相关，但学术界尚未达成共识。

　　4. **其他手术/操作方式**　颈丛阻滞麻醉下的小切口计划性分期手术：对合并严重并发症和全身麻醉风险较高的患者，实施颈丛阻滞麻醉下分期手术的目的是降低手术和麻醉风险，减少术后严重低钙血症引发的并发症。还有其他一些微创的治疗方式，例如微波消融、射频消融、高强度聚焦超声、乙醇注射、乙酸注射等，均有文献报道，但均为单臂的回顾性研究，难以评估和比较其实际疗效。在有经验的中心，可以在合适的患者中选择性地开展。

二、不同手术方式的比较和循证医学证据

　　针对 SHPT，不同 PTX 手术方式的比较由来已久。2017 年发表的 Meta 分析提示，与 tPTX+AT 相比，tPTX 复发率低，术后 SHPT 持续状态发生率低，手术时间短，但易发生甲状旁腺功能减退；两种式在症状改善、手术并发症、住院天数方面无差异。另一项 2017 年发表的 Meta 分析比较了 tPTX+AT 和 sPTX 两种术式，结果发现两者在症状改善、复发率、再手术率等方面均无差异。一般认为，tPTX 可有效降低复发和复发后再次手术的风险，然而术后导致永久性甲状旁腺功能减退、术后早期严重低血钙和再生不良性骨病的发生率也较高。早年 tPTX 术式较少在国内常规使用，但在国际文献中作为一种常规术式推荐，原因是在实际操作过程中完全切除所有甲状旁腺常无法实现，计划的 tPTX 常以 sPTX 收场；而无论是 sPTX 还是 tPTX+AT，均有较高的复发率。

　　目前已有的结果大都来自回顾性病例分析，存在偏移在所难免；而大规模的前瞻随机对照研究结果暂时难以获得。临床医师需要根据自身经验和患者特点来选择。总体来说，一般情况好的患者可考虑上述三种常用术式；而一般情况差、全身麻醉风险极高的患者可以考虑计划性分次颈丛阻滞麻醉下手术，或者其他微创方式。

（花苏榕）

参考文献

［1］ SCHNEIDER R, BARTSCH DK. Role of surgery in the treatment of renal secondary hyperparathyroidism. Br J Surg, 2015, 102 (4): 289-290.

［2］ 中国医师协会外科医师分会甲状腺外科医师委员会，中国研究型医院学会甲状腺疾病专业委员会. 慢性肾功能衰竭继发甲状旁腺功能亢进外科临床实践专家共识. 中国实用外科杂志, 2016, 36 (5): 481-486.

［3］ 胡亚，花苏榕，王梦一，等. 颈丛阻滞麻醉下分期手术治疗继发性甲状旁腺功能亢进症的初步探索. 中华外科杂志, 2018, 56 (7): 528-532.

［4］ LI C, LV L, Wang H, et al. Total parathyroidectomy versus total parathyroidectomy with autotransplantation for secondary hyperparathyroidism: systematic review and meta-analysis. Ren fail, 2017, 39 (1): 678-687.

［5］ CHEN J, JIA X, KONG X, et al. Total parathyroidectomy with autotransplantation versus subtotal parathyroidectomy for renal hyperparathyroidism: A systematic review and meta-analysis. Nephrol (Carlton), 2017, 22 (5): 388-396.

第十七章

慢性肾脏病继发性甲状旁腺功能
亢进症的外科治疗（传统术式）

继发性甲状旁腺功能亢进症（SHPT）是慢性肾衰竭患者常见的并发症，慢性肾衰竭患者体内的钙与磷的代谢紊乱，引起了甲状旁腺的代偿性增生以及全段甲状旁腺激素（iPTH）的分泌量增加，临床上表现为血小板功能不全、皮肤瘙痒、异位钙化、肾性骨病、白细胞减少、心血管事件、贫血、周围神经及中枢神经病变和免疫力降低等症状，严重影响了患者生存的质量和预后。虽然经过透析治疗、低磷饮食和药物治疗（主要有磷结合剂、活性维生素 D 及其类似物、拟钙剂等）能够在一定的程度上控制早期及中期患者血液中的甲状旁腺素水平，但仍然有相当比例的患者最终发展成为难治性的或进展性的 SHPT，需要进行外科手术干预治疗。下面就 SHPT 的手术治疗进行介绍。

一、继发性甲状旁腺功能亢进症的传统术式介绍

目前甲状旁腺切除治疗 SHPT 主要有 3 种手术方式：甲状旁腺次全切除术、甲状旁腺全切术不伴自体移植和甲状旁腺全切加自体移植术，此三种术式均可采取开放或腔镜式式。三种术式各有优点及缺点，目前尚无统一共识孰优孰劣。

（一）甲状旁腺次全切除术

甲状旁腺次全切除术是最早用来治疗 SHPT 的术式。早在 1960 年，Stanbury 就有描述，主要是指经过术前评估及术中探查，排除异位甲状旁腺后在发现包括正常及增生甲状旁腺共 4 枚的情况下切除约 3.5 个腺体，仅原位保留体积及形态最接近正常的腺体 1/2 体积。该术式操作的关键一是要准确评估患者甲状旁腺的数量及位置，二是要精细操作，保护好被保留甲状旁腺的血运，然而，由于个体差异，有时术前及术中很难精确定位所有旁腺，另外 1/2 腺体也难以把握，导致该术式有较高的术后复发率。为此，目前也有学者建议使用改良的甲状旁腺次全切除术（甲状旁腺近全切除术），即保留更少的甲状旁腺组织，可能具有较好的远期预后，但是这种改良甲状旁腺次全切除术的效果和预后尚需更多的研究。

（二）甲状旁腺全切术

甲状旁腺全切术最早于 1967 年由 Ogg 描述，是指术中探查所有甲状旁腺，切除所有的增生、正常的甲状旁腺，根据患者及手术情况决定是否行胸腺切除。目前有多项研究证实甲状旁腺全切术与甲状旁腺次全切除术、甲状旁腺全切加自体移植术相比具有更低的复发率（0%~4%），且术后并发症也相对较少，在临床症状及生化指标的改善方面也优于甲状旁腺次全切除术和甲状旁腺全切加自体移植术，是一种值得推广和普及的术式。但是，此种手术方式也存在其自身的劣势，有多项研究显示，因血清的肌酐水平变化，甲状旁腺切除术对肾移植术后的移植肾的功能恢复有一定的影响，因此若患者需进行肾移植手术，则建议避免进行甲状旁腺全切术。此外，甲状旁腺全切术患者存在术后永久性甲状旁腺功能减退、术后恢复期严重的低钙血症以及再生不良性骨病的风险，因此，及时、有效地处理术后低钙血症是防治术后并发症的关键。

（三）甲状旁腺全切加自体移植术

甲状旁腺全切加自体移植术是目前应用较为广泛的术式之一，它包括切除全部甲状旁腺（通常为 4 个及以上），同时合并胸腺切除加微量弥漫性增生的甲状旁腺组织自体移植。移植部位和数量目前尚无统一共识，胸锁乳突肌、未接受动静脉瘘的前臂肱桡肌、前臂皮下、腹部皮下脂肪层都可以作为移植部位。目前，尚缺乏前瞻性随机对照研究证实哪个部位更适合移植。移植数量也无统一标准，目前广泛接受的是保留最小且非结节状增生的甲状旁腺组织 30~60mg，切成 1mm×1mm×1mm 组织碎片，埋植于无血肿形成的前臂肱桡肌内。移植部位应以金属夹或其他不吸收材料做标记，以利于复发后处理。以笔者的经验，30~60mg 种植量偏多，以 10~20mg 为宜。

二、继发性甲状旁腺功能亢进症的外科手术要点

SHPT 手术的关键在于准确寻找并辨认所有甲状旁腺，为此，手术需要按照一定原则进行，探查时应遵循"四从三仔细"原则，即"从前到后、从上到下、从外到内、从易到难，仔细辨认、仔细解剖、仔细摘除"。上甲状旁腺常固定于甲状腺上极后侧，在喉返神经和甲状腺上动脉交叉处近 1cm 范围内容易发现，由于上甲状旁腺腺体在胚胎学发展过程中经历了非常有限的移位，所以上甲状旁腺很少异位。一旦异位，常见于气管食管沟、后纵隔、咽后或甲状腺内。下甲状旁腺多位于甲状腺下极附近，以喉返神经和甲状腺下动脉交叉上方 1cm 为圆心，直径 2cm 的"甲状旁腺热区"内。但下甲状旁腺位置变异较大，需仔细辨识。20% 的患者甲状旁腺会发生异位，最常见的位置是胸腺内，很少发现于甲状腺内、前纵隔、下颌下、气管食管间沟、食管后、颈动脉鞘。另外，术中探查甲状旁腺应结合自身和患者的实际情况，灵活掌握探查顺序。①甲状腺区的探查：在甲状腺真假被膜之间剥离甲状腺，尽可能保留上、下甲状腺动脉，保留甲状腺血供，避免无辜伤及甲状腺，切断甲状腺中静脉，进一步向甲状腺后侧分离甲状腺被膜。充分游离甲状腺后，将甲状腺牵向内侧，先探查上甲状旁腺，再探查下甲状旁腺，如果未发现病变，应继续探查甲状腺上、下极后侧，前侧，甚至甲状腺内。触摸发现如术前检查所描述大小的肿物，应考虑是病变甲状旁腺的可能。②血管鞘周围区域的探查：

探查此区域之前,应全程暴露喉返神经,避免损伤喉返神经。探查气管食管间沟是否有肿物存在,如有肿物存在,游离切除肿物,并经过术中快速冰冻证实是否为病变甲状旁腺。如未触及异常,游离气管食管间沟及颈动脉鞘周围组织,充分显露颈动脉鞘,应特别注意颈动脉鞘内是否有肿物存在。③颈动脉鞘以外的区域的探查:颈动脉鞘以外的区域可以等同于颈部淋巴结Ⅱ、Ⅲ、Ⅳ区的位置,此区域甲状旁腺的异位率比较低,但对于术中发现甲状旁腺困难的手术来说,此区非常具有探查的必要性。④食管后外侧周围的探查:经过前面的探查后仍然未发现所有病灶,应继续向颈后侧即食管后侧、外侧探查。如果发现红褐色或黄褐色的肿物,可确定病变的存在。

三、继发性甲状旁腺功能亢进症的术式选择

SHPT 手术方式的选择取决于多种因素,不可采取统一模式,外科医师的经验和习惯、患者是否有肾移植意愿、术后并发症的发生率和复发率、术前定位是否准确与全面、术中是否做到全面探查避免遗漏,都影响术式的选择。目前,主流术式有两种,甲状旁腺全切不加自体移植术和甲状旁腺全切加自体移植术。甲状旁腺次全切除术由于复发率高,可操作性不强,目前外科医师已较少采用。值得强调的是,无论采取何种术式,胸腺舌叶都建议常规探查,根据情况甚至要做到合并切除,以降低术后复发率。

四、外科治疗主要争议及发展趋势

如上所述,外科治疗的主要争议仍集中在甲状旁腺全切后是否需要移植。一项多中心的随机对照初步试验对这两种术式进行了比较,随访患者 3 年发现,这两种术式在治疗继发性甲状旁腺功能亢进症方面都是安全有效的,甲状旁腺全切不加自体移植在降低甲状旁腺激素水平及术后复发方面更具有优势,然而这种术式是否优于加自体移植术式仍需要大规模试验来证实。

近年来,随着纳米炭负显影技术、超声刀、术中神经监测系统、术中甲状旁腺激素测定、术中 γ- 探测仪、达芬奇机器人外科手术系统等新技术、新兴高科技医学平台的应用及迅速发展,为外科医师提供了精确、安全、微创的甲状旁腺手术的技术支持,也为甲状旁腺疾病的外科治疗提供了新的选择,外科医师可以根据本单位情况选择使用。但是,无论如何努力,在目前的医疗水平下,还是有一部分患者会出现 SHPT 症状持续或复发,因此,今后一方面要努力提高临床医师在术中发现异位甲状旁腺组织的能力,另一方面,我们也期待着更加先进、更加灵敏、分辨力更高的影像学检查技术。同时,要做一项长期、大样本的深入研究来遴选适合患者的最佳术式。

（吴耀华）

参考文献

［1］CABO J, GALLAGHER KC, BAREGAMIAN N. Challenges and controversies in the surgical management of uremic hyperparathyroidism: A systematic review. Am J Surg, 2018, 216 (4): 713-722.

［2］SCHLOSSER K, BARTCH DK, DIENER MK, et al. Total Parathyroidectomy with routine thymectomy and autotransplantation versus total parathyroidectomy alone for secondary hyperparathyroidism: results of a nonconfirmatory multicenter prospective randomized controlled pilot trial. Ann Surg, 2016, 264 (5): 745-753.

［3］中国医师协会外科医师分会甲状腺外科医师委员会 , 中国研究型医院学会甲状腺疾病专业委员会 . 慢性肾功能衰竭继发甲状旁腺功能亢进外科临床实践专家共识 . 中国实用外科杂志 , 2016, 36 (5): 481-486.

［4］COULSTON JE, EGAN R, WILLIS E, et al. Total Parathyroidectomy without autotransplantation for renal hyperparathyroidism. Br J Surg, 2010, 97 (11): 1674-1679.

第十八章

慢性肾脏病继发性甲状旁腺功能亢进症的次全切除术

继发性甲状旁腺功能亢进症（SHPT）一般同时累及多个甲状旁腺，而且往往是所有的甲状旁腺均发生增生和功能亢进。尽管近年来随着血液净化技术的进展，特别是拟钙剂（西那卡塞）等药物的不断进步，在国外需要手术治疗的 SHPT 患者数量大幅减少，但是在国内，由于补钙措施不规范以及药物治疗价格昂贵，仍有大量的患者需要接受甲状旁腺切除术治疗。目前认为，血浆全段甲状旁腺激素超过 800pg/ml 伴有高钙血症或高磷血症，可考虑手术治疗。如果患者出现骨折、严重骨痛、皮肤瘙痒等临床症状，也可以考虑手术治疗。

继发性甲状旁腺功能亢进症有多种手术方式，目前尚无统一的意见。大体上可以将 SHPT 的手术方式分为 3 大类：甲状旁腺全切术、甲状旁腺全切＋甲状旁腺自体移植术以及甲状旁腺次全切除术。关于甲状旁腺全切术，前一章已有介绍，本章重点介绍甲状旁腺次全切除术的具体方法及最新进展。

甲状旁腺次全切除术是指在治疗 SHPT 或三发甲状旁腺功能亢进过程中，切除绝大多数的甲状旁腺组织（通常是 3.5 个），同时保留少许甲状旁腺组织，以便将甲状旁腺功能维持在相对正常的水平。对于患者来说，各种手术治疗的最终目的是缓解甲状旁腺功能亢进的症状，同时又能维持全身钙磷代谢的稳定。因此，手术治疗措施既要切除多余增生的甲状旁腺组织，同时又要避免术后出现永久性甲状旁腺功能低减和低钙血症。在手术计划、手术决策和手术实施过程中，维持上述平衡是保证患者生活质量的关键。

经典的甲状旁腺次全切除是在全身麻醉情况下，采用颈部弧形切口，行双侧颈部探查术，将增大的 3 个甲状旁腺予以切除。如果第 4 个甲状旁腺体积接近正常，例如最大直径在 4mm 以下，可以予以保留；如果体积超过正常，则予以切除 50% 的腺体，将大约 50mg 的甲状旁腺保留在原位。由于甲状旁腺的血管往往纤细，如在切除第 4 个旁腺的过程中，发现剩余的甲状旁腺因血供不佳而出现颜色变暗，则应该及时将剩余甲状旁腺组织切除后进行自体移植，也就是改行甲状旁腺全切术＋旁腺自体移植术。

关于甲状旁腺全切术和次全切除术的比较，已经有很多的研究报道。大部分研究表明：与甲状旁腺全切术相比，甲状旁腺次全切除术后，甲状旁腺功能亢进症患者永久低钙血症的发生率低,而复发二次手术的发生率高。但相关 meta 分析发现:两种手术方式在术后低钙以及复发率方面的差异并无统计学意义。产生这样分歧的重要原因:目前已有的结果均是来自回顾性病例分析,最终仍需要大规模的前瞻随机对照研究才能得出可靠的结果。

术中甲状旁腺激素检测技术(intra-operative parathyroid hormone monitoring,IOPTH)在 SHPT 治疗中的价值过去存在一定的争议。但是近年来的研究表明:甲状旁腺次全切除术中进行甲状旁腺激素水平检测,有助于提高手术治愈率。Vulpio 等提出:切除甲状旁腺 30 分钟后血浆 PTH 水平下降,对于预测肾性继发性甲状旁腺功能亢进症术后疗效的敏感性为 100%,特异性能达到 92%。因此,如果能进一步规范化 IOPTH 的实施方法和判别标准,该项检查将会更有利于帮助术中决策。

随着对小切口甲状旁腺切除术的认识不断加深,北京协和医院提出对 SHPT 患者,特别是合并严重并发症和全身麻醉风险的患者实施颈丛阻滞麻醉下分期手术的治疗策略,其目的是降低手术风险,特别是减少术后严重低钙血症引发的并发症。在我国,尚有大量 SHPT 患者需要进行甲状旁腺切除手术,而且病情多较重,合并症较多。结合我国目前的医疗现状,提高手术安全性,实施适度的手术治疗成为我们的关注点。小切口甲状旁腺切除术可以在局部麻醉下完成,同时具有切口小损伤小等优点,可以为 SHPT 患者,特别是合并严重并发症的患者中实施精确定位手术。我们已对 21 例肾性 SHPT 患者开展了分期手术,其中 6 例患者在接受单侧甲状旁腺手术切除后,PTH 能在较长时间内维持于相对较低水平,在减少手术风险和创伤的同时,避免了术后发生顽固性低钙血症等问题。另有 11 例患者分两期完成双侧颈部探查,尽管仍有 1 例术后发生 PTH 增高,但是与全面双侧探查手术相比,术后因严重并发症进入 ICU 监护治疗的比例下降。利用术前超声及核医学影像学检查结果,根据增大甲状旁腺的位置,可将患者分为单侧优势型和双侧均衡型,以便于在术前确定手术策略(图 18-1)。笔者认为:对于单侧优势型(Ⅰ型)分布的甲状旁腺,特别是Ⅰa 和Ⅰb 型,在颈丛阻滞麻醉下实施单侧甲状旁腺切除术可能取得较好的阶段性疗效。对于双侧均衡型(Ⅱ型)分布的甲状旁腺,在条件允许的情况下,可以选择全身麻醉下双侧甲状旁腺探查切除术;如果患者全身状况较差,术前评估难以耐受全身麻醉手术,分期手术策略也可以作为个体化治疗方案的一种选择。对于合并慢性肾功能不全的Ⅰb 型分布的患者,应该除外原发性甲状旁腺功能亢进症的可能性,如果合并泌尿系结石及血钙升高,行单侧切除术后进行长期随访,可能会降低过度治疗的风险。

手术并发症:

1. **术后 SHPT 持续或复发**　约 15% 患者在甲状旁腺次全切除术后出现甲状旁腺功能亢进症状不能缓解或症状暂时缓解后复发,此时往往伴有血浆 PTH 上升。少数患者在术后症状缓解不明显,同时血浆 iPTH 水平不能下降到正常范围内,主要原因是剩余的甲状旁腺组织过多,包括可能存在超过 4 个以上的隐匿甲状旁腺。异位或过多的甲状旁腺往往会存在于胸腺上极内,被脂肪包裹。如果异位或过多的甲状旁腺位于其他位置,如位于气管后方或前纵隔内,甚至是在甲状腺实质内,往往会在术中被遗漏。术后甲状旁腺功能亢进症状复发是指在术后患者症状缓解,同时 PTH 下降到正常范围内,但 6 个月后症状复发,或血浆 PTH 超过正常值上限。其主要原因是导致 SHPT 的外在病因并未去除,例如患者未能接受有效的肾移植治疗,肾功能不全和血液净化治疗仍在持续,剩余的甲状旁腺在外界因素刺激下继续发生增生,从而出现甲状旁腺功能亢进的临床症状和相应表现。在症状严重的情况下,再次手术是可行的方案之一。

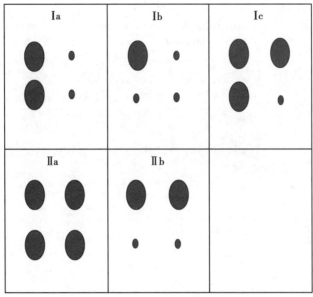

图 18-1　继发性甲状旁腺功能亢进症中增生甲状旁腺的分布分型
Ⅰ型为单侧优势型,包括 Ⅰa、Ⅰb、Ⅰc 3 种亚型;Ⅱ型为双侧均衡型,包括 Ⅱa 和 Ⅱb 两种亚型

2. **术后暂时性低钙血症**　SHPT 患者长期处于钙缺失和骨饥饿状态,在切除增生的甲状旁腺组织后,血浆中甲状旁腺激素迅速下降,血浆中的钙将会迅速进入骨组织,从而导致血钙进一步下降,引起低钙血症,并出现相应的症状。因此,术后监测血浆 PTH 及血钙水平,特别是游离钙水平对于及时补钙非常重要,在紧急情况下,需要通过静脉持续补充钙,以维持血钙平衡。如果术中剩余甲状旁腺能存活,通过积极补钙及活性维生素 D 治疗,患者的低钙症状一般会在 2 周内缓解。

3. **术后永久性甲状旁腺功能减退和低钙血症**　如果术中保留的甲状旁腺组织不能存活,患者将会出现永久性的甲状旁腺功能减低,PTH 低于正常下限甚至无法检测,而且术后低钙血症及相应症状将会更为严重。此时,需要给予充分补钙和活性维生素 D 治疗,一般都能控制症状。

4. **术后心肺功能不全**　SHPT 患者,特别是肾功能不全长期血液净化治疗导致的 SHPT 患者,往往伴有多种全身并发症,如高血压、冠状动脉粥样硬化性心脏病(冠心病)、脑血管意外、骨畸形及凝血功能障碍等,这些都给手术及麻醉过程带来很大的风险。在术后,由于血钙水平的波动,可能会引发或加重心肺功能不全、呼吸肌无力、心力衰竭、心律失常、呼吸衰竭,导致严重不良后果,需要在术后加强观察和监护。

(胡　亚)

参考文献

[1] ISAKSSON E, IVARSSON K, AKABERI S, et al. Total versus subtotal parathyroidectomy for secondary hyperparathyroidism. SURG, 2018, 165 (1): 142-150.

［2］LAU WL, OBI Y, KALANTAR-ZADEH K. Parathyroidectomy in the management of secondary hyperparathyroidism. Clin J Am Soc Nephrol, 2018, 13 (6): 952-961.

［3］CHEN J, JIA X, KONG X, et al. Total parathyroidectomy with autotransplantation versus subtotal parathyroidectomy for renal hyperparathyroidism: A systematic review and meta-analysis. Nephrol (Carlton), 2017, 22 (5): 388-396.

［4］KONTUREK A, BARCZYNSKI M, STOPA M, et al. Subtotal parathyroidectomy for secondary renal hyperparathyroidism: a 20-year surgical outcome study. Langenbecks Arch Surg, 2016, 401 (7): 965-974.

［5］VULPIO C, BOSSOLA M, DI STASIO E, et al. Intra-operative parathyroid hormone monitoring through central laboratory is accurate in renal secondary hyperparathyroidism. Clin Biochem, 2016, 49 (7-8): 538-543.

［6］胡亚，花苏榕，王梦一，等. 颈丛阻滞麻醉下分期手术治疗继发性甲状旁腺功能亢进症的初步探索. 中华外科杂志, 2018, 56 (7): 528-532.

第十九章

内镜甲状旁腺手术

一、概述

自 1996 年 Gagner 成功开展首例腔镜甲状旁腺切除手术,得益于腔镜设备和技术的迅速发展,2004 年 Profanter 首次将 da Vinic Si 外科手术系统成功应用于原发性甲状旁腺功能亢进(primary hyperparathyroidism,PHPT)手术中。2015 年,中国人民解放军联勤保障部队第九六〇医院在国内首次报道将达芬奇机器人用于继发性甲旁亢手术,在临床实践中逐渐衍生出多种术式及入路,总体发展趋势是手术切口较传统手术变小且更加隐蔽,美容效果更佳。本文就继发性甲状旁腺功能亢进症(SHPT)内镜甲状旁腺手术的现状予以阐述。

二、适应证与禁忌证

(一) 手术适应证

应用于 SHPT 手术适应证目前仍缺乏很强的循证医学证据支持,对于有美容需求的SHPT 患者,根据国内专家共识、KDIGO、K/DOQI 及 JSDT 等指南,内镜甲状旁腺手术采用标准:①严重的骨痛、骨质疏松、肌痛、皮肤瘙痒等症状影响生活质量者;②经规范的内科治疗无效的持续性高钙血症(血清钙 >10mg/dl 或 >4mmol/L)或高磷血症(血清磷 >6mg/dl);③持续性 iPTH>800ng/L;④术前定位甲状旁腺位于颈部,超声检查提示至少 1 个甲状旁腺增大并且直径 >1cm 或最大体积 >300mm^3 或 ^{99m}Tc-MIBI 显示高浓聚区域。相信随着手术技术的发展及手术经验的积累,手术指征将更广泛。

(二) 手术禁忌证

1. 严重骨骼畸形和骨质疏松不能取卧位者。
2. 合并严重心脏、肺、脑功能障碍等全身性疾病不能耐受手术者。
3. 严重凝血功能障碍者。

4. 甲状腺巨大且合并严重桥本甲状腺炎无操作空间者。

5. 颈部短平、有较大范围颈部手术和放疗病史者。

三、术前准备

(一) 术前准备

由于病程较长,SHPT 患者一般情况差,常合并有骨骼畸形,异位钙化引起的循环系统、呼吸系统及泌尿系统严重损害。并且对于 SHPT 患者,由于要切除全部甲状旁腺,可能存在甲状旁腺数目和位置的变异,故手术前应充分进行定位诊断及其他准备。

(二) 特殊准备

SHPT 患者术前进行多学科治疗常规会诊,合理安排透析日程,纠正电解质代谢紊乱,充分评估心肺功能,选择透析间期手术,且术前 1 天无肝素透析。

(三) 术前检查

术前行高频超声、SPECT/CT 或薄层 CT 等影像学检查进行术前定位。核素检查无阳性发现时,超声提示甲状腺后方结节同时行细针穿刺洗脱液 PTH 检测进行定性及定位诊断。喉镜检查声带运动情况,骨密度测定评价钙丢失状况。抽血检查甲状腺、甲状旁腺功能、血电解质(Ca^{2+}、K^+)、凝血功能及肝肾功能,完成腹部超声、胸部 X 线片和心电图等常规术前检查,必要时备血和血浆。

四、手术器械

1. **内镜手术器械**　高清晰度摄像与显示系统(内镜主机、内镜光源、监视器和 30° 镜头)、高流量气腹机、超声刀、甲状腺手术器材包(皮下钝性分离棒、无损伤抓钳、弯分离钳、持针器、剪刀、缝针缝线、标本袋、专用拉钩、吸引器管等)、Trocar 套管、引流管、麻醉用品和气管导管及呼吸机等。

2. **机器人手术器械**　da Vinic Si 外科手术系统(intuitive surgical,Inc,Sunnyvale,Calif):①手术医师操控台;②三维成像视频影像平台;③机械臂、摄像臂及手术器械组成的床旁机械臂系统。3 个器械臂分别为机器人系统专用的超声刀、抓钳和分离钳,依据手术需要更换手术器械。Trocar 套管(支持达芬奇系统的强生和美国外科一次性 Trocar 直径 12mm、直径 8mm、直径 5mm),甲状腺手术腔镜器材包(皮下钝性分离棒、无损伤抓钳、标本袋、专用拉钩、吸引器等)。

五、手术步骤与操作要点

(一) 机器人体位及手术入路

可选择胸前径路或双侧腋窝和乳晕入路。具体手术入路等同机器人甲状腺手术。

(二)传统腔镜体位及手术入路

均采用仰卧"大"字体位,肩下垫高,使颈部轻度后仰。3 个手术切口:左、右乳晕边缘 11 点各一个 0.5cm 切口,右乳晕边缘 2~4 点一个 1.2cm 弧形切口。

(三)麻醉和手术方法(图 19-1~ 图 19-8)

1. **机器人手术方法**　选择全身麻醉,平卧位,头部后仰,充分暴露颈部。手术野常规消毒铺巾,床旁机械臂系统位于患者头侧,助手位于患者右侧、器械护士位于患者左侧,主刀医师位于患者足侧操作(图 19-1)。术者坐在无菌区外的外科医师操作台上,用内镜观察术区,通过 2 个手持主控制器和脚踏板来控制摄像机械臂和 2~3 只操作机械臂的手术器械,完成上下、左右、旋转等连续动作。手术台旁应有 1 名医师助手和 1 名刷手护士,负责替换手术器械。可在外科医师操作台上任意切换操作臂,完成显露、钳夹、切割和缝合等操作。

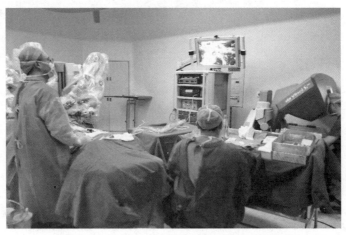

图 19-1　da Vinic Si 外科手术系统手术室布局

患者取平卧位,头轻度后仰,充分显露颈部。术野常规消毒铺巾,沿标记切口及预定径路以分离棒由各切口直接钝性分离并会师于胸骨上窝后置入 trocar,位于患者头侧的床旁机械臂系统入位,保持中心柱与镜头 trocar 在同一直线上,入位后连接 1、2、3 号机械臂及镜头臂,对应连接超声刀、抓钳及分离钳,连接气腹并维持压力在 6-7mmHg 之间。术者坐于操控台上观察术区并通过 2 个操控手柄控制镜头和手术器械进行相关手术操作,助手和器械护士协助清洁镜头、观察术区、更换手术器械、取出标本等各种操作,具体过程等同于常规达芬奇机器人甲状腺手术。颈前游离范围及显露甲状腺过程等同甲状腺手术。显露甲状腺腺体后,分离钳钝性分离并凝闭甲状腺中静脉,利用具有 EndoWrist 功能的抓钳向内侧牵拉翻转甲状腺,结合术前影像学定位,常规显露并保护喉返神经后,探查病变甲状旁腺,如探查困难,可紧贴甲状腺凝闭上下极血管,游离上下极并翻转牵拉甲状腺后探查。注意切除病变甲状旁腺时需保证被膜完整,切除的甲状旁腺置入标本袋内经 2 臂切口取出。切除的病变组织均送快速冰冻病理检查。甲状旁腺切除完毕后 20min 抽取下肢静脉血,行术中甲状旁腺素测定,PTx 后 20min 测 iPTH 较术前下降 80% 可认定甲状旁腺已彻底摘除,如甲状旁腺数目少于 4 枚,且甲状旁腺切除 40min 后持续性 iPTH>400ng/L,需要根据 iPTH 水平及术者经验进一步探查。选取非结节状增生的甲状旁腺约 30-40mg,切成片状自体移植于一侧胸锁乳突肌内,并以银夹标记。术毕仔细止血,用大量蒸馏水冲洗术区,留置负压吸引装置,缝合切口后手术结束。

2. **内镜手术方法** 气管内插管全身麻醉后,患者取仰卧"大"字位,肩下垫高,使颈部轻度后仰,常规手术野常规消毒铺巾,主刀医师站在患者两腿之间,助手位于患者颈部两侧。取双侧乳晕及胸骨旁切口,胸骨旁置入镜头 trocar,术野常规消毒铺巾,沿标记切口及预定径路以分离棒由各切口直接钝性分离并会师于胸骨上窝后置入 trocar,连接气腹并维持压力在6-7mmHg 之间。颈前游离范围及显露甲状腺过程等同甲状腺手术。显露甲状腺腺体后,分离钳钝性分离并凝闭甲状腺中静脉,仔细解剖甲状腺被膜,向内侧牵拉翻转甲状腺,结合术前影像学定位,常规显露并保护喉返神经后,探查病变甲状旁腺,切除的甲状旁腺置入标本袋内经左侧乳晕 1cm 取出,其余自体移植等同常规手术。

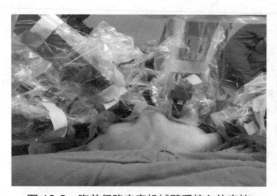

图 19-2 胸前径路床旁机械臂系统入位完毕

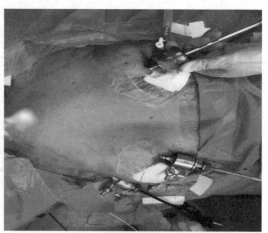

图 19-3 腔镜甲状旁腺手术

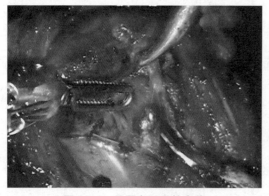

图 19-4 显露左下甲状旁腺

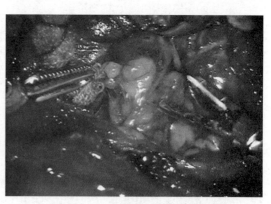

图 19-5 显露右下甲状旁腺

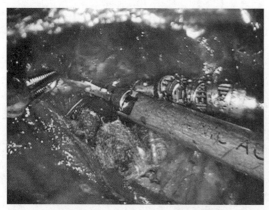

图 19-6 完整切除右上甲状旁腺

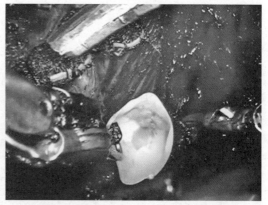

图 19-7 自体移植约 30mg 甲状旁腺

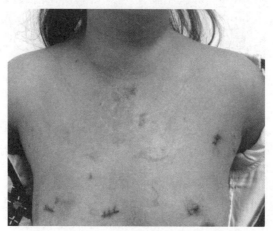

图 19-8 胸前径路患者术后 7 日切口

六、并发症的防治

(一) 术中与术后出血

出血作为手术常见并发症之一,应引起足够的重视。出血部位包括术中建立的隧道、颈前皮下、甲状腺腺体和甲状腺床等。预防出血应注意:①建立手术通道时应使 Trocar 走行在合适的分离层面;②术中操作应当轻柔,避免暴力牵拉甲状腺,超声刀凝闭血管时可采用无张力"防波堤式"操作;③对于 SHPT 的患者,术前、术后应采取无肝素透析,并反复监测凝血状态。有严重凝血功能障碍的患者不推荐机器人手术。

(二) 喉返神经损伤

识别和保护喉返神经是内镜甲状旁腺术中必须掌握的技术,术中应注意在喉返神经区域尽量行钝性分离,机器人缺乏力反馈可以通过其视觉优势在一定程度上弥补,术中牵拉、分离等操作要轻柔,还要注意使用超声刀的技巧等,此外,借助术中神经监测系统可降低喉返神经损伤。

（三）其他相关并发症

其他相关并发症主要包括出血、感染、术后皮下气肿、皮肤挤压伤、红肿及瘀斑等。为避免以上并发症,术中应注意:建立操作空间的过程中,要注意解剖层次,术后一旦确认活动性出血,应及时行内镜或开放性手术探查止血。助手应及时观察并判断有无皮下气肿发生,采用高流低压注入气体,可避免皮下气肿。其他并发症的预防与处理同机器人甲状腺手术。

七、展望

由于精确定位技术的普遍应用,临床上已将内镜手术应用于甲状旁腺手术中。外科医师不断突破传统开放手术技术的限制,如何在不降低疗效的前提下取得美容和微创的效果,是当前甲状旁腺外科手术发展的方向,内镜甲状旁腺手术为外科医师提供了新的选择,在临床实践中如何严格把握手术指征,制订个体化的手术方案是外科医师需要关注的焦点。

（周　鹏　庄大勇　贺青卿）

参考文献

［1］GAGNER M. Endoscopic subtotal parathyroidectomy in patients with primary hyperparathyroidism. Br J Surg, 1996, 83 (6): 875.

［2］HE Q, ZHU J, ZHUANG D, et al. Robotic total parathyroidectomy with trace amounts of parathyroid tissue autotransplantation using axillo-bilateral-breast approach for secondary hyperparathyroidism. J Laparoendosc Adv Surg Tech A, 2015, 25 (4): 311-313.

［3］中华医学会骨质疏松和骨矿盐疾病分会,中华医学会内分泌分会代谢性骨病学组.原发性甲状旁腺功能亢进症诊疗指南.中华骨质疏松和骨矿盐疾病杂志, 2014, 7 (3): 187-198.

［4］中国医师协会外科医师分会甲状腺外科医师委员会,中国研究型医院学会甲状腺疾病专业委员会.机器人手术系统辅助甲状腺和甲状旁腺手术专家共识.中国实用外科杂志, 2016, 36 (11): 1165-1170.

［5］郭伯敏,樊友本.甲状旁腺瘤的内镜手术治疗进展.外科理论与实践, 2009, 14 (1): 111-114.

［6］胡三元,王延磊.腔镜下甲状腺及甲状旁腺手术的经验和技巧.中华普通外科学文献(电子版), 2010, 4 (6): 511-514.

［7］王丹,朱见,周鹏,等.喉肌电活动实时监测在 da Vinci 机器人甲状腺手术中的应用.国际外科学杂志, 2016, 43 (2): 115-117.

［8］PROFANTER C, SCHMID T, PROMMEGGER R, et al. Robot-assisted mediastinal parathyroidectomy. Surg Endosc, 2004, 18 (5): 868-870.

［9］周鹏,庄大勇,贺青卿,等.达芬奇机器人甲状旁腺全切加部分腺体自体移植术治疗肾性甲状旁腺功能亢进.中华普通外科杂志, 2018, 33 (1): 46-49.

［10］中国医师协会外科医师分会甲状腺外科医师委员会,中国研究型医院学会甲状腺疾病专业委员会.慢性肾功能衰竭继发甲状旁腺功能亢进外科临床实践专家共识.中国实用外科杂志, 2016, 36 (5): 481-486.

［11］张浩,贺亮.定性明确而定位不明确的原发性甲状旁腺功能亢进症不应盲目手术.中华内分泌代谢杂志, 2017, 33 (11): 923-924.

［12］田文,杨鹤鸣.原发性甲状旁腺功能亢进术后并发症的预防及处理.中国实用外科杂志, 2008, 28 (3):

180-182.

［13］胡亚, 花苏榕, 王梦一, 等. 可避免的原发性甲状旁腺功能亢进症再次手术临床分析. 中华外科杂志, 2017, 55 (8): 582-586.

［14］朱见, 贺青卿, 庄大勇, 等. 双腋窝乳晕径路达芬奇机器人甲状腺癌手术并发症防治. 国际外科学杂志, 2017, 44 (2): 129-132.

［15］HE QQ, ZHU J, ZHUANG DY, et al. Robotic total parathyroidectomy with trace amounts of parathyroid tissue autotransplantation using axillo-bilateral-breast approach for secondary hyperparathyroidism. J Laparoendosc Adv Surg Tech A, 2015, 25 (4): 311-313.

［16］贺青卿, 周鹏. 慢性肾衰竭患者继发甲状旁腺功能亢进外科治疗进展. 国际外科学杂志, 2011, 38 (5): 335-338.

［17］NATIONAL KIDNEY FOUNDATION. KDOQI Clinical Practice Guideline for Hemodialysis Adequacy: 2015 update. Am J Kidney Dis, 2015, 66 (5): 884-930.

［18］贺青卿. 规范达芬奇机器人外科手术系统在甲状腺手术中的应用. 中华外科杂志, 2017, (8): 570-573.

［19］贺青卿, 周鹏, 庄大勇, 等. 达芬奇机器人辅助外科治疗原发性甲状旁腺功能亢进. 外科理论与实践, 2018, 23 (2): 130-134.

第二十章

甲状旁腺切除术中神经损伤的防治

甲状腺及甲状旁腺手术损伤喉神经会导致术后声音改变,其中喉返神经损伤最为常见,单侧喉返神经损伤导致暂时性或永久性声带麻痹,双侧喉返神经损伤可导致窒息,甚至危及生命。继发性甲状旁腺功能亢进症(SHPT)手术中,喉返神经损伤发生率国外报道 1%~2.4%,其中永久性损伤发生率约 0.8%,而国内相关报道较少。

SHPT 手术特点:第一,病变甲状旁腺位置游离,体积增大,形态变化,甚至挤压周围正常组织,且与喉神经关系密切;第二,在甲状旁腺全切除过程中,甲状腺腺体及血供保留,术中有时会遮挡视野,观察保护喉神经受限;第三,完整切除甲状旁腺可能需要更广泛的颈部区域探查,所探查范围均涉及喉神经;第四,持续或复发的 SHPT,需要甲状旁腺再次手术患者,结构紊乱,瘢痕增生,喉神经难以辨识。

因为以上手术特点,SHPT 甲状旁腺全切手术中喉神经的保护比一般的甲状腺手术更加困难。甲状旁腺全切手术中预防喉神经损伤是减少 SHPT 术后并发症的关键因素之一。

一、继发性甲状旁腺功能亢进症解剖学特点

(一)甲状旁腺病变与喉返神经关系

据报道,上位甲状旁腺多集中分布在甲状软骨下角区域,多位于喉返神经外侧(图 20-1),甲状腺后悬韧带区域是上甲状旁腺的主要分布区域,悬韧带下方与 Berry 韧带相延续,而Berry 韧带区(从甲状腺下动脉至喉返神经入喉处约 2cm 的形成范围)是切除增生甲状旁腺病变过程中造成喉返神经损伤的危险区域。下位甲状旁腺主要分布于甲状腺下极,多位于喉返神经内侧,甲状旁腺增生至腺体增大与喉返神经位置发生相对改变,喉返神经可为于甲状旁腺病变的背侧或内侧(图 20-2)。甲状腺下动脉不但是上、下位甲状旁腺交替分布的界限,同时与喉返神经走行关系密切,是 SHPT 手术中重要的解剖标志。综上所述,甲状旁腺病变与喉返神经解剖关系密切,而甲状旁腺病变位于甲状腺真假被膜之间,喉返神经走行于甲状腺假被膜深面,精细化解剖甲状腺被膜,沿甲状腺真被膜分离切除甲状旁腺病变,处理甲状腺下动脉区时,应紧贴腺体结扎甲状腺下动脉,避免损伤喉返神经,同时避免切断结扎术野

中神经样纤维条索样结构,切除过程中应重点关注 Berry 韧带区及甲状腺下动脉区域的解剖,防止神经损伤。

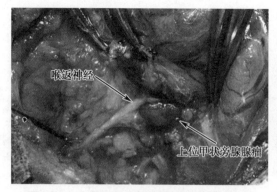

图 20-1　上位甲状旁腺腺瘤与喉返神经关系

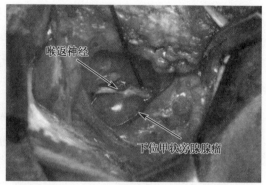

图 20-2　下位甲状旁腺腺瘤与喉返神经关系

(二) 甲状旁腺病变与其他神经关系

1. **与喉上神经关系**　喉上神经外支通常沿甲状腺上动脉背侧及咽下缩肌表面走行,且与甲状腺上极血管关系密切,其中喉上神经外支可走行于甲状腺上极与上极血管交叉之间,此种解剖关系称为 Cernea 2B 分型,发生率 5%~41%,此类分型中喉上神经外支走行与上位甲状腺旁腺病变关系密切,手术中如操作不当,易导致神经损伤。

2. **与非返性喉返神经关系**　非返性喉返神经多发生在右侧,其发生率为 0.3%~2%,解剖走行与正常走行显著不同。在甲状旁腺病变,尤其是右侧上位甲状旁腺切除过程中,若术者没有意识或判断出非返性喉返神经,按常规解剖极易损伤非返性喉返神经。

3. **与迷走神经关系**　当极少数增大的甲状旁腺异位于侧颈部颈鞘附近或上纵隔,手术过程中亦可存在损伤迷走神经主干的风险,术中需要关注甲状旁腺异位部位,仔细辨别神经走行。

综上所述,SHPT 手术过程中,由于甲状旁腺病变位置变异较大,与周围毗邻关系不固定,且紧邻喉神经,神经损伤风险性较大,而神经损伤后术后缺乏有效的治疗方案,术中预防喉神经损伤尤为重要,以下将重点介绍喉神经的保护。

二、继发性甲状旁腺功能亢进症手术中神经保护

由于 SHPT 患者存在甲状旁腺形态变化及喉神经变异,解剖位置不固定等特点,为保证手术彻底性及安全性,推荐在甲状旁腺全切除术过程中进行喉返神经全程解离或神经监测下的喉返神经保护措施。

(一) 肉眼识别方法

Lahey 曾提出在甲状腺手术中应常规解剖识别喉返神经,如今直视下保护喉返神经主干及分支,保证喉返神经解剖完整性以降低术后声带麻痹发生率,已成为甲状腺手术中喉返神经保护标准。

推荐采用甲状腺中极水平途径(侧方途径)或甲状腺下动脉-喉返神经三角处途径(下途径)入路寻找喉返神经。根据增生甲状旁腺的位置、大小及操作难易程度选择寻找喉返神经的途径。

"多位点""三步曲"法识别并确认喉返神经,即"寻找、确认、保护"三步曲。暴露甲状腺腺体后,将甲状腺腺体向上牵拉,气管压向内侧,颈动脉鞘牵向外侧,使甲状腺下极、颈动脉鞘内侧及气管侧壁形成的三角间隙扩大,沿气管长轴钝性轻柔分离软组织,此时常可见异常增生的甲状旁腺。采用甲状腺下极下方、腺体下极背侧、甲状腺下动脉处、喉返神经入喉处等多位点寻找。肉眼确认喉返神经呈白色、发亮的束状,平均直径2mm,表面可见细小的滋养血管。将腺体向上、向气管侧牵拉,仔细触诊可有绷紧的琴弦样感觉。确定喉返神经后,用4号丝线绕过喉返神经标记保护;在探查全部甲状旁腺过程中,必要时全程显露喉返神经,以规避手术中误损伤喉返神经(图20-3、图20-4)。

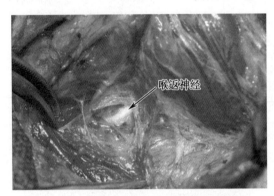

图 20-3 在甲状腺下极背侧寻找喉返神经

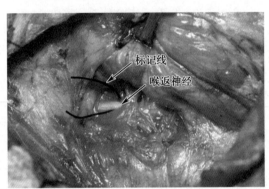

图 20-4 4号丝线绕过喉返神经标记并保护

分离过程中避免直接钳夹甲状腺腺体造成甲状腺腺体破损出血影响术野,同时更需避免钳夹、挤压甲状旁腺腺体造成腺体破裂,甲状旁腺细胞种植。应钳夹甲状腺及甲状旁腺被膜进行分离,可应用能量器械凝闭或及时结扎细小血管分支,保证术野清晰,能量器械要与喉返神经保持安全距离。同时避免肉眼识别神经前盲目钳夹止血,减少神经损伤。

(二) 神经监测识别方法

由于喉返神经复杂的解剖变异,即使甲状腺术中喉神经解剖步骤及手术技巧日臻完善,甲状腺术中喉返神经损伤的报道仍然存在。Shedd(1966年)及Flisberg(1970年)提出甲状腺手术中用神经监测仪,直接通过电生理刺激了解术中有无喉返神经的损伤,观察神经的连续性和电生理传导功能保护。随着监测设备的不断改进,监测步骤的不断标准化,术中神经监测(intraoperative neuromonitoring,IONM)成为甲状腺术中判定喉神经功能、预防喉神经损伤的有效辅助手段。近年来,在欧美国家,甲状腺术中神经监测普及率达到40%~90%,在我国也逐渐被外科医师认可和推广应用。SHPT手术中,建议常规应用神经监测,以规避手术风险。

1. **IONM 基本原理** IONM利用电生理原理,在术中通过电刺激运动神经,形成神经冲动并传导至支配肌肉产生肌电信号,形成肌电图(electromyography,EMG)波形及提示音,进而判断神经功能完整性。

2. IONM 的意义及技术优势　IONM 技术对于正在由全科向专科转型的医师、低年资医师，以及对 SHPT 手术的医师，无疑是较好的辅助工具。

（1）协助识别与解离喉返神经，精准导航：神经监测技术改变了传统经"躲避"神经和"寻找"神经的操作习惯，以"探测神经"实现术中神经保护理念的革新。

（2）协助判断神经功能完整性，预测风险：解剖神经时，连续监测结合肉眼识别，监测神经及周围非神经组织，精确追踪神经及功能分支，术中导航有助于病变甲状旁腺彻底切除。

（3）协助分析神经的损伤机制，预后评估：电生理监测为神经功能完整判断提供了量化指标，能够准确定位神经"损伤点"，协助术者分析损伤机制，术中及时识别并解除损伤，可明显降低喉返神经损伤的发生率。

（4）协助识别罕见的神经变异，有效预防：喉返神经变异复杂，特别是非返性喉返神经变异；喉返神经走行区常伴行条索状结构，包括纤维结缔组织、细小的血管、淋巴管等，且喉返神经也常存在分支变异或主干走行变异等。应用 IONM 可达到精准识别、有效保护的目的。

3. IONM 适应证　由于在 SHPT 术中的不可预测性，在条件允许情况下，初次手术中，术前甲状旁腺病变定位明确也可常规应用 IONM 指征，以规避喉返神经损伤风险。但以下情况如条件允许，建议常规使用 IONM：

（1）SHPT 再次手术，解剖结构紊乱，组织粘连重者。

（2）定位诊断不明确的手术。

（3）甲状腺病变需与 SHPT 同期进行的手术。

（4）术前影像定位考虑甲状旁腺病变位于喉返神经周围，神经损伤风险性较大。

（5）术前存在声带麻痹的患者。

（6）内镜下（内镜辅助）手术。

（7）对音质、音调有特殊要求者，要求术中应用 IONM 的患者等。

（8）应用 IONM 需签署知情同意书。

4. IONM 基本监测设备　IONM 监测系统可分为记录端（记录电极及其接地电极）和刺激端（刺激探针及其回路电极）以及 EMG 监测仪、界面盒、抗干扰静音检测器、患者模拟器等（图 20-5）。针状电极和气管插管表面电极是最为典型的两种记录电极，推荐常规使用表面电极。刺激探针分为单极型和双极型，推荐使用单极 Prass 球头探针。

5. IONM 系统建立　术中神经监测系统涉及多方面的记录、刺激和连接设备，在监测神经时显示完整的 EMG、参数指标（包含数据存储功能）以及声音提醒。其中任何环节出现错误都可能影响监测结果。因此手术前完备的 IONM 系统建立十分重要。规范化麻醉配合是神经监测下甲状旁腺手术开展的关键之一，尤其在神经监测环路的建立和有效神经肌电信号的获取方面至关重要，建议选择有相关经验或经过规范化 IONM 培训的麻醉医师配合。

设备连接：IONM 监测环路所需的回路电极和接地电极，可通过皮下电极留置患者体表。术野消毒前选取前胸部剑突下区域，间隔 1cm 左右分别置入 2 条电极，以透明贴胶固定（图 20-6）。内镜下甲状旁腺手术可视情况选取不同留置区域，如肩部三角肌区域、前臂肌群区等。消毒铺单后，将监测导管记录电极、回路电极、接地电极、探针刺激电极的连线末端，依次按照颜色提示插入界面盒（图 20-7）。将抗干扰电极夹持电刀输出线，避免干扰电信号。

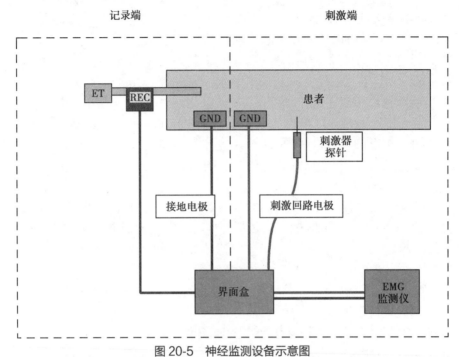

图 20-5　神经监测设备示意图

ET：气管插管；REC：记录电极；GND：接地电极；EMG：肌电图

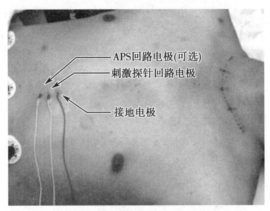

图 20-6　回路电极和接地电极示意图

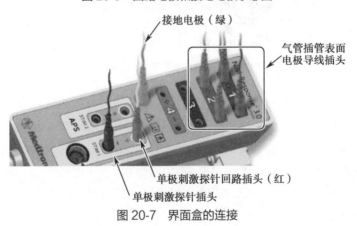

图 20-7　界面盒的连接

　　系统检测：在所有监测设备连接完成后，主机开机选择菜单"head&neck"中子菜单"thyroid"选项，系统会自动检测记录电极阻抗，通过则显示绿色"√"（图20-8），提示单电极阻抗<5kΩ，同时阻抗间差值<1kΩ。而当显示红色"X"时，提示记录电极与声带接触不良，需进一步调整。如所有阻抗偏高，应考虑检查接地电极连接等。

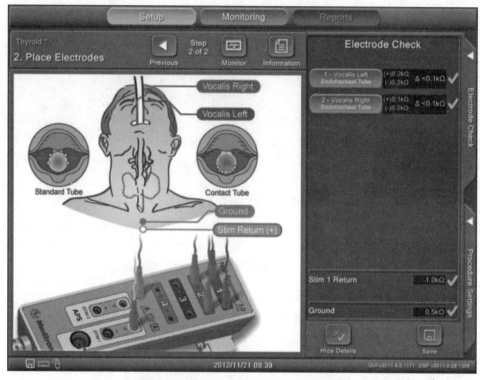

图 20-8　NIM3.0 的电极阻抗检查界面

　　系统设置：等待检测电极阻抗正常后，点击"monitoring"选项，即进入监测界面。默认事件阈值为100μV，探针刺激频率4Hz，推荐探针刺激电流为1~3mA。可根据需要调整事件阈值、探针刺激频率、刺激电流强度等。游离皮瓣后，调节刺激电流1mA探测颈前肌肉组织，确认探针释放电流与设定电流相符。调节刺激电流3mA，探测颈动脉鞘获得迷走神经（vagus nerve，VN）肌电信号振幅>500μV，提示监测系统建立成功。

　　6. IONM 标准化步骤 IONM　标准化步骤的主要目的在于指导提高术中神经监测技术的质量，避免不规范监测操作带来不利影响，包括术前和术后喉镜检查术中核心步骤"四步法"、麻醉方案和对信号的合理分析。不规范应用IONM技术会导致显著的监测误差。IONM标准化操作步骤见表20-1。术中监测的数值记录在测量表中。

　　7. IONM 常见故障原因分析及解决方案　术中IONM故障发生率可达3.8%~23.0%。监测故障会给术者带来极大的心理压力，延缓手术进程，甚至使术者做出错误决策。因此，有必要掌握IONM常见故障原因分析及解决方案，有利于手术安全、顺利进行。IONM常见故障原因分析及解决方案见表20-2，排查决策程序见图20-9。

表 20-1　IONM 标准化步骤简表

步骤	备注
L1 术前录像记录声带运动情况	应用纤维喉镜
确认监测系统功能状态	麻醉时气管内导管电极与声带直接接触
检查电极阻抗及阻抗差值	电极阻抗 <5kΩ，阻抗差值 <1kΩ
查看 EMG 基线	基线波动在 10μV 左右
监视电极位置是否准确	摆好手术体位后使用可视喉镜观察电极接触情况
术中神经检测四步法	刺激神经，声带电极接收机电信号并声音提示
第一步，V1 信号	喉返神经显露前刺激同侧迷走神经获得的 EMG
第二步，R1 信号	喉返神经走行区域内定位识别后获得的 EMG
第三步，R2 信号	刺激喉返神经暴露部的最近端获得的 EMG
第四步，V2 信号	术毕关闭切口前再次探测迷走神经获得的 EMG
信号解读	
R2，V2 信号未见明显减弱	喉返神经功能完整
R2，V2 信号丢失或减弱	手术操作中喉返神经受损，探查神经"损伤点"，查找损伤原因 *
拍照记录暴露的喉返神经	喉返神经连续性（视觉完整性）
L2 术后喉镜录像记录声带运动	如果发现声带运动不对称，首先与术前喉镜录像比较

注：* 当无法探及"损伤点"时，首先确定是否"真的"信号丢失

　1. 判断监测系统是否存在故障、气管插管表面电极与声带接触接触是否良好；

　2. 关闭切口前再次探测迷走神经及喉返神经

三、神经损伤的治疗

喉返神经损伤后治疗包括手术中的神经移植及术后治疗。

1. 术中发现喉返神经损伤常通过神经移植的办法处理，包括神经减压术、端端吻合术、选择性神经吻合术、神经肌蒂移植术、颈袢主支喉返神经吻合术等。

2. 术后发现喉返神经损伤的治疗方法主要包括药物（神经营养因子、糖皮质激素、血管扩张药）、超短波治疗、针灸以及声音训练、声带注射等。

以上治疗方案虽可在一定程度上缓解患者术后呼吸困难、声音嘶哑等症状，减少患者术后痛苦，但仍无法恢复神经功能，治标而不治本。所以在 SHPT 手术中，从根本上保护喉返神经依然是现阶段的手术重点。

综上所述，喉神经的保护是 SHPT 手术中的难点之一，加强喉神经与甲状旁腺解剖关系的认识是规避损伤风险的基础，喉神经的肉眼识别和解剖显露已成为甲状腺手术中降低喉返神经麻痹风险的金标准，而术中神经监测则是喉神经保护金标准的重要辅助工具。外科医师凭借精湛的技术，在 IONM 的辅助下，可进一步降低喉神经损伤发生率，提高手术安全性和彻底性，将成为甲状旁腺手术中喉神经保护新的趋势。

表 20-2　IONM 常见故障原因分析及解决方案

常见故障	原因分析	解决方案
电极阻抗过高： 　皮下电极 >10kΩ 　刺激探针电极 　　>25kΩ	皮下电极脱离患者,尚未完全脱出 电极本身阻抗过高 电极芯与患者界面盒接触不良 界面盒与监测仪接触不良	检查皮下电极是否脱落,保持电极干净 更换电极,重新留置,胶带固定 检查患者界面盒连接情况
记录电极： 　单电极阻抗 >5kΩ 　阻抗差值 >1kΩ 　电极阻抗为 0 　电刀干扰	记录电极与声带接触不良 　气管插管表面电极移位 　插管前涂擦绝缘性润滑剂 2 枚皮下电极发生接触 没有连接抗干扰静音探测器探头	纤维喉镜下调整插管深度及角度 常规可视喉镜下留置气管插管 记录电极处禁止涂擦绝缘介质 重新留置皮下电极,2 枚电极距离 >1cm 将电刀设备电缆打环,抗干扰静音探测器夹 在合股电缆上
标准化监测系统建 　立后 甲状腺手术操作前 　无法探及 V1 信号	患者术前声带麻醉 术者探及神经并非迷走神经 显露迷走神经操作已造成损伤 存在非返性喉返神经变异 麻醉诱导未按监测推荐应用 肌松剂类型或剂量不当 探测电流强度不够	复查术前喉镜记录 确认显露迷走神经后 1mA 探测 用 3mA 刺激强度直接探测颈鞘获得 V1 信号 甲状腺下极水平迷走神经无信号时,复测甲 状腺上极水平 等待肌松剂失效或适量应用肌松药拮抗剂 检查监视器显示刺激测量值与刺激设置值是 否匹配 再次检查各电极及患者界面盒连接情况 检查患者界面盒保险丝是否熔断
	刺激脉冲频率过低 事件阈值设置过高 监测模式、通道、音量选择不当 探测神经停留时间过短 探针损坏,绝缘层脱落 神经探测区域分流太大 探测神经效应肌肉与记录电极 脱离	刺激脉冲频率默认每秒释放 4 次 常规 100μV,不要随意更改参数 复查监测模式、通道、音量设置 每次探测时间至少 1s 避免重复使用 清除探测区域液体 复查记录电极是否脱落 气管插管表面电极深度可用喉前正中探测定位
为探测神经时,出现肌 电信号	连续"序列"EMG 反应不能解释 非神经走行区出现假信号 探测电流过大	麻醉状态较浅,喉肌自主运动 记录神经或肌肉被其他原因牵引 气管插管表面电极位置过深 直接探测神经主干推荐 1mA 术中结合解剖结构及肌电信号调整
V1 信号良好,证实监测 系统标准化建立,识别 解剖喉返神经时信号 减弱 >50% 或丢失	术中麻醉或肌松状态变化 神经离断伤 非肉眼可见的神经损伤 监测系统故障 术中因头位、体位等变动造成记 录电极移位	监测完成前避免追加肌松药等 检查神经连续性 定位损伤点,分析损伤机制:牵拉损伤、热损 伤、吸引器损伤、丝线切割损伤等 复查各电极连接确保回路良好 应用模拟器复查监测仪主机、患者界面盒(保 险丝)等 复查喉镜,调整插管

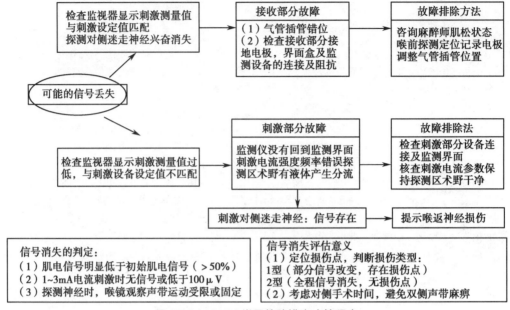

图 20-9　IONM 常见故障排查决策程序

（付庆锋　边学海）

参考文献

［1］KONTUREK A, BARCZYNSKI M, STOPA M, et al. Subtotal parathyroidectomy for secondary renal hyperparathyroidism: a 20-year surgical outcome study. Langenbecks Arch Surg, 2016, 401 (7): 965-974.

［2］FUNDAKOWSKI, CHRISTOPHER E, HALES, et al. Surgical management of the recurrent laryngeal nerve in thyroidectomy: American Head and Neck Society Consensus Statement. Head Neck, 2018, 40 (4): 663-675.

［3］中国医师协会外科医师分会甲状腺外科医师委员会 . 甲状腺及甲状旁腺手术中神经电生理监测临床指南 (中国版)［J］. 中国实用外科杂志 , 2013, 33 (6): 470-474.

［4］中国医师协会外科医师分会甲状腺外科医师委员会 , 中国研究型医院学会甲状腺疾病专业委员会 , 中国医学装备协会外科装备分会甲状腺外科装备委员会 . 甲状腺及甲状旁腺术中喉上神经外支保护与监测专家共识 (2017 版). 中国实用外科杂志 , 2017, 37 (11): 1243-1249.

第二十一章

甲状旁腺切除术中甲状旁腺激素检测

手术切除功能亢进的甲状旁腺组织是治疗甲状旁腺功能亢进症（甲旁亢）的首选方法。自 20 世纪 90 年代起，术中快速甲状旁腺激素检测（intraoperative PTH，ioPTH）被用于指导甲状旁腺功能亢进症患者病变腺体的切除，以期精准切除病变腺体，缩短手术时间，提高手术成功率。甲状旁腺激素是由甲状旁腺分泌的含有 84 个氨基酸的单链多肽。PTH 在肝、肾通过蛋白降解产生 N- 末端片段（氨基酸 1-37）和 C- 末端以及中间片段（氨基酸 38-84）。具有生物活性的 N- 末端片段半衰期仅 2~5 分钟，而 C- 末端片段的半衰期可达几个小时。

目前临床应用的 PTH 测定技术为第二代和第三代测定技术。第二代 PTH 测定技术是基于化学发光的夹心免疫法，测定完整 PTH（intact PTH，iPTH）。第三代 PTH 测定技术测定全段 PTH（whole PTH）或称为生物学完整 PTH（bio-intact PTH）（图 21-1）。对于肾功能损害的 SHPT 患者，由于肾脏对有交叉反应的 PTH 片段清除率减低，第三代方法更加精确。

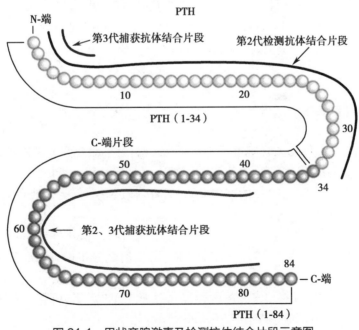

图 21-1　甲状旁腺激素及检测抗体结合片段示意图

一、术中 PTH 检测

常规的 PTH 检测实验室周期需要 1 小时。1988 年,Nussbaum 等通过提高孵育温度和应用动能增强剂,改进了放射免疫检测法,使检测时间缩短至 15 分钟左右,并首次将 PTH 检测技术应用在甲状旁腺切除术中。1991 年,迈阿密大学的 George Irvin 医师证实了切除甲状旁腺腺瘤后,术中 PTH 水平迅速下降,并首次报道了一组 21 例应用 ioPTH 指导下的甲状旁腺切除术的病例研究。此后,Irvin 开发了一种商业化的可在手术室内施行的全段 PTH 检测法,并建立了"当腺体切除后的 10 分钟内 PTH 水平降低超过术前(切开皮肤前)或切除前基础值的 50%,则可视为手术成功"的判定标准。1996 年,PTH 检测法发展为免疫化学发光测定法(ICMA),该方法使用化学发光试剂取代放射性同位素,操作简单、无放射性危害、敏感性高,而被广泛用于临床。

二、ioPTH 的方法

手术开始前建立外周血管通路并保持通畅,确保通路开放后即可获得血液标本。在特定的时间点采集 2~5ml 全血标本,乙二胺四乙酸(EDTA)抗凝送检。为保证结果可靠,术中应严格遵循特定的时间点进行血液标本的采集,以观察 PTH 水平的动态变化。建议采血时间点:①手术即将开始皮肤切开前;②结扎可疑病变甲状旁腺腺体的所有血供后(切除前或切除即刻);③切除可疑病变腺体后 5 分钟;④切除病变腺体后 10 分钟;⑤切除病变腺体后 20 分钟。在等待结果期间,外科医师可以闭合切口,但是应该避免对剩余甲状旁腺的任何操作,以便尽可能减少升高 PTH 水平的机会,从而导致激素水平下降的延迟。如果切除后 10 分钟的 PTH 水平达到下降标准,则无需探查或暴露其他甲状旁腺;反之,若切除后 10 分钟及切除后 20 分钟的 PTH 水平均未达到标准,则需再次探查颈部,并重复上述步骤,直到切除病变腺体后 PTH 水平达到标准为止。需要说明的是,如果没有建立外周血管通路,也可以在颈内静脉抽取静脉血进行检测,其 IOPM 准确性与外周静脉血没有差异。

三、ioPTH 的标准

目前国际上存在多种 ioPTH 标准。一些研究表明,对于原发性甲状旁腺功能亢进症,迈阿密标准具有最高的准确性,其次是维也纳标准。罗马标准和哈雷标准在术中探查多腺体病变方面最为有效。因此,ioPTH 的准确性与外科医师选择的判定标准高度相关。最常见的预测标准及其预测值总结见表 21-1。

SHPT 患者甲状旁腺数目在个体之间存在差异。尸检分析表明,3 枚甲状旁腺的个体占 3%,4 枚占 84%,超出 4 枚者占 13%。虽然甲状旁腺的解剖分布相对恒定,但有时出现在异常部位,例如在胸腺、纵隔、甲状腺内、颈动脉鞘、气管后面和颈动脉分叉处等。有报道,在长期透析的患者中,30% 患者有多于 4 枚的旁腺。对于 SHPT 手术,所有旁腺,包括 4 枚以上的多余腺体,初次手术时都应该探查,确定切除范围。

表 21-1 最常见的预测甲状旁腺手术效果的判定标准及其预测值

判断标准	预测手术成功的判断标准	PPV/%	NPV/%	总准确度 /%
哈雷标准（Halle）	切除高功能甲状旁腺组织后 10~15min，iPTH 浓度降至正常参考范围的低值	100.0	14.2	65.5
迈阿密标准（Miami）	切除高功能甲状旁腺组织后 10min，iPTH 浓度较术前或腺体切除前最高基础值下降超过 50%	99.6	70.0	97.3
罗马标准（Rome）	切除高功能甲状旁腺组织后 20min，iPTH 浓度较腺体切除前最高基础值下降超过 50% 和（或）降至正常参考范围，和（或）病变腺体切除术后 10min，iPTH 浓度 ≤ 7.5ng/L	100.0	26.3	83.8
维也纳标准（Vienna）	切除高功能甲状旁腺组织后 10min，iPTH 浓度较最高基础值（切开皮肤前）下降超过 50%	99.6	60.9	92.3

注：PPV. 阳性预测值；NPV. 阴性预测值；iPTH. 全段甲状旁腺激素（第二代检测方法）。

　　ioPTH 有助于预测原发性甲状旁腺功能亢进症术后结果，并帮助外科医师决定是否需要进一步的探查，而 SHPT 手术常规需要进行双侧颈部探查，ioPTH 的作用还存在争议。需要注意：① SHPT 手术类型的选择以及手术成功的标准还没有达成一致，透析患者 PTH 值范围不同于肾功能正常患者，手术成功标准是 PTH<300pg/ml，还是需达到正常具体范围存在争议。② PTH 下降时间延迟，由于 PTH 主要在肝脏和肾脏代谢，PTH 半衰期在肾功能正常状态下约 2 分钟，肾衰竭约 5 分钟。

　　综合文献报道和笔者经验，推荐对于 SHPT，术中 ioPTH 采集 5 个血样本的时间点需要适当调整为切皮前、腺体探查操作完成进行切除之前和最后一枚腺体切除后 10、20 和 30 分钟。如果 20 分钟和 / 或 30 分钟时的 ioPTH 测定值较切皮前或腺体探查操作完成时下降 >80%（即测定值 <20%），则可结束手术。相反，如果探查发现少于 4 枚腺体，或腺体切除后 20 和 30 分钟 ioPTH 百分比仍高于基础值的 20%（即下降 <80%），则继续寻找剩余增生甲状旁腺。

四、小结

　　利用 ioPTH 指导甲状旁腺切除术治疗散发性原发性甲状旁腺功能亢进症，与传统的双侧颈部探查相比，ioPTH 辅助手术更为安全、成功、创伤小等，有效减少再次手术的次数，为甲状旁腺切除术提供有效且可靠的支持。对于 SHPT 手术治疗，通过适当调整判定标准，采用第三代测定技术，多数研究表明 ioPTH 对判断治疗效果有一定应用价值。目前 ioPTH 的主要限制是需要专用快速检测试剂盒对血浆标本进行免疫测定，所需要的时间仍然较长，费用较高。国内有公司开发了一款可以在手术室内使用的基于免疫层析法的快速 PTH 检测方法及设备，具有携带方便、操作简单、检测时间短于 10 分钟的特点，目前已应用于甲状腺手术中对甲状旁腺的判定，相信不久的将来，随着技术改进，其在甲状旁腺功能亢进手术中的价值会进一步体现。

（何向辉　王晓宁）

参考文献

［1］IRVIN GL, DEMBROW VD, Prudhomme DL. Operative monitoring of parathyroid gland hyperfunction. Am J Surg, 1991, 162 (4): 299-302.

［2］FLENTJE D, SCHMIDT-GAYK H, FISCHER S, et al. Intact parathyroid hormone in primary hyperparathyroidism. Br J Surg, 1990, 77 (2): 168-172.

［3］KACZIREK K, PRAGER G, RISS P, et al. Novel parathyroid hormone (1-84) assay as basis for parathyroid hormone monitoring in renal hyperparathyroidism. Arch Surg, 2006, 141 (2): 129-134, 134.

［4］BOUDOU P, IBRAHIM F, CORMIER C, et al. Third-or second-generation parathyroid hormone assays: a remaining debate in the diagnosis of primary hyperparathyroidism. J Clin Endocrinol Metab, 2005, 90 (12): 6370-6372.

［5］NUSSBAUM SR, THOMPSON AR, HUTCHESON KA, et al. Intraoperative measurement of parathyroid hormone in the surgical management of hyperparathyroidism. Surgery, 1988, 104 (6): 1121-1127.

［6］BOGGS JE, IRVIN GR, MOLINARI AS, et al. Intraoperative parathyroid hormone monitoring as an adjunct to parathyroidectomy. Surgery, 1996, 120 (6): 954-958.

［7］KOROVIN LN, GUERRERO MA. Laterality of central venous sampling: lack of effect on the accuracy of intraoperative parathyroid hormone monitoring. Am J Surg, 2013, 206 (6): 883-886, 886-887.

［8］BARCZYNSKI M, KONTUREK A, HUBALEWSKA-DYDEJCZYK A, et al. Evaluation of Halle, Miami, Rome, and Vienna intraoperative iPTH assay criteria in guiding minimally invasive parathyroidectomy. Langenbecks Arch Surg, 2009, 394 (5): 843-849.

［9］LOMBARDI C P, RAFFAELLI M, TRAINI E, et al. Intraoperative PTH monitoring during parathyroidectomy: the need for stricter criteria to detect multiglandular disease. Langenbecks Arch Surg, 2008, 393 (5): 639-645.

［10］SCHNEIDER D F, MAZEH H, CHEN H, et al. Predictors of recurrence in primary hyperparathyroidism: an analysis of 1386 cases. Ann Surg, 2014, 259 (3): 563-568.

［11］PATEL K N, CASO R. Intraoperative Parathyroid Hormone Monitoring: Optimal Utilization. Surg Oncol Clin N Am, 2016, 25 (1): 91-101.

［12］CAYO A K, SIPPEL R S, SCHAEFER S, et al. Utility of intraoperative PTH for primary hyperparathyroidism due to multigland disease. Ann Surg Oncol, 2009, 16 (12): 3450-3454.

［13］AKERSTROM G, MALMAEUS J, BERGSTROM R. Surgical anatomy of human parathyroid glands. Surgery, 1984, 95 (1): 14-21.

［14］PATTOU F N, PRLLISSIER L C, NOEL C, et al. Supernumerary parathyroid glands: frequency and surgical significance in treatment of renal hyperparathyroidism. World J Surg, 2000, 24 (11): 1330-1334.

［15］BIEGLMAYER C, KACZIREK K, PRAGER G, et al. Parathyroid hormone monitoring during total parathyroidectomy for renal hyperparathyroidism: pilot study of the impact of renal function and assay specificity. Clin Chem, 2006, 52 (6): 1112-1119.

［16］OHE M N, SANTOS R O, KUNII I S, et al. Intraoperative PTH cutoff definition to predict successful parathyroidectomy in secondary and tertiary hyperparathyroidism. Braz J Otorhinolaryngol, 2013, 79 (4): 494-499.

［17］VULPIO C, BOSSOLA M, DI STASIO E, et al. Intra-operative parathyroid hormone monitoring through central laboratory is accurate in renal secondary hyperparathyroidism. Clin Biochem, 2016, 49 (7-8): 538-543.

［18］ ZHANG L, XING C, SHEN C, et al. Diagnostic accuracy study of intraoperative and perioperative serum intact PTH level for successful parathyroidectomy in 501 secondary hyperparathyroidism patients. Sci Rep, 2016, 626841.

第二十二章

甲状旁腺切除术后低钙血症诊治处理

血清钙浓度的下降是甲状旁腺切除术后的常见表现,可伴有低磷血症、低镁血症和高钾血症,其机制与长期升高的血清 PTH 水平突然下降所致的成骨细胞功能相对激活有关。术后血清钙浓度下降的轻症患者持续 2~4 天后恢复。严重的低钙血症常在术后 18 小时内开始,可于术后 4 天至数月持续存在,一般术后 6 个月内恢复,少数患者低钙血症可持续 1 年至数年之久。严重低钙血症可引起皮肤刺痛、肢体痉挛、口周感觉异常、低钙束臂征(Trousseau 征)阳性等表现,极少数患者出现全身性癫痫发作和充血性心力衰竭。如血清总钙浓度 <2.1mmol/L 和 / 或血钙下降时间超过 4 天,则可诊断为骨饥饿综合征(HBS)。文献报道,术后 HBS 的发生率为 4%~87%,这主要与手术适应证的选择和围术期管理有关。与原发性甲状旁腺功能亢进患者相比,继发性甲状旁腺功能亢进症(SHPT)的慢性透析患者术后 HBS 更为常见。国内中日友好医院最近报道 129 例透析患者,术后严重低钙血症的发生率为 57.4%。HBS 可导致住院时间延长、与手术相关并发症的发生率增加。不过,HBS 与心律失常、心血管病死率及全因死亡率的关系仍未明确。

HBS 的预防和治疗包括术后开放饮食,给予大剂量钙剂(4~12g/d)和活性维生素 D(2~4μg/d)。术后最初几日通常需要静脉补充钙,随后可给予口服高剂量钙和活性维生素 D。术后 3 周内应严密检测血清钙和 PTH 水平,在此期间可考虑使用高钙透析液,之后每个月复查血清钙和 PTH 水平。

一、术后低钙血症的发生机制

基础研究表明,低剂量 PTH 间歇性刺激可促进成骨细胞活性升高,导致新骨形成。相反,血清 PTH 水平持续升高则促进破骨细胞数量和活性增加,导致骨吸收过程加速。在严重 SHPT 的慢性透析患者中,后者是纤维囊性骨炎形成的重要机制。在甲状旁腺切除术后,血清 PTH 水平立即下降(通常低于 30pg/ml),PTH 对破骨细胞活性和骨吸收的刺激作用消失,导致成骨细胞功能的相对激活。这是术后血清碱性磷酸酶水平升高并持续数月的主要原因。术后 1 个月时,行骨放射性核素扫描,也证实了骨形成和骨矿化过程的活跃表现("耀斑"现象)。

二、术后低钙血症的预测因子

已有多个临床研究对导致术后低钙血症的因素进行了分析。Felsenfeld 等通过骨活检发现,骨吸收面积与术后低钙血症明显相关。其后的研究也证实,严重骨纤维炎和骨活检中破骨细胞数量显著升高的患者在术后表现为严重且持久的低钙血症。与术后轻度低钙血症的患者相比,发生 HBS 的患者血清碱性磷酸酶和 PTH 水平通常高出 2~3 倍,且血清镁水平较低。虽然目前对 HBS 患者术前血清 PTH 及碱性磷酸酶水平的报道不一致,但前者多超过 1 000pg/ml,而后者多超过正常值范围上限 3 倍。其他代表骨形成及骨吸收的生化指标(如前胶原 1 型氨基末端前肽等)与 HBS 的相关性尚不确定。

患者年龄对术后 HBS 的影响较为复杂。有人认为,年龄较轻的患者由于术前破骨细胞活跃,因此术后 HBS 发生率较高。对接受甲状旁腺切除术的透析患者回顾性分析证实,年龄 ≤ 45 岁是 HBS 的重要危险因素。也有研究发现,年龄较大的患者(≥ 60 岁)术后 HBS 发生率更高,并考虑可能是因为 1α 羟化酶活性下降,血清活性维生素 D 水平较低所致。有报道称,术前 X 线表现为骨膜侵蚀、溶骨性损害、褐色瘤和多发性骨折等放射学异常的患者更易出现 HBS,伴有严重骨质疏松症患者也易发生 HBS。增生的甲状旁腺腺体数目及重量(或体积)、手术类型(全切术和 / 或与自体移植、次全切手术)等并非 HBS 的预测因素。

三、术后低钙血症的治疗和预防

由于血清 PTH 术后明显下降,对破骨细胞的刺激作用消失,因此骨形成和骨矿化过程相对活跃,钙、镁和磷持续流入骨骼系统,导致其血清钙、镁和磷水平下降。术后需要积极补充钙、磷和镁,并在最初 2~3 日内频繁监测血清总钙水平,有低钙血症症状的患者还应检查离子钙。预计术后会出现严重低钙血症的患者应参照术后低钙血症处理,于术前几日给予口服元素钙和活性维生素 D,即使是高钙血症患者也应如此。

术后 3 周内应严密监测血清钙水平,尤其在术后 1 周内应每日监测 1~4 次,保持血清钙 >1.8mmol/L 且无低钙症状。如血清钙 >1.8mmol/L,每日口服补充元素钙 1~4g,口服活性维生素 D 1~6μg。如血清钙 <1.8mmol/L 或出现低钙症状,应立即静脉注射 10% 葡萄糖酸钙 10ml(含元素钙 90mg),并给予元素钙 1~2mg/(kg·h)静脉滴注,后改为 20mg/h 的速度维持静脉滴注。血清钙不宜维持于高水平。如血清钙 >2.8mmol/L,停止静脉补钙,减少或停服口服补钙及活性维生素 D,待再次检测血钙降低时重新给予。当血钙水平稳定在正常水平后,停止静脉补钙。

有研究显示,高钙透析液可改善术后患者的低钙血症。术后常规进食后,元素钙补充逐渐减量改为口服,每日 1~4g,活性维生素 D 每日 1~6μg。最近研究表明,与术后接受较低剂量活性维生素 D(0.75~1.5μg/d)的患者相比,术后接受高剂量活性维生素 D(2.25~4μg/d)的患者静脉注射钙的需求量显著减少。调查发现,术后补充元素钙的中位剂量在第 1 周时为 3.2g,第 6 周时为 2.4g。术后 2 周后活性维生素 D 逐渐减量,可使用 0.5~1.0μg/d 剂量维持。术后钙及活性维生素 D 替代治疗非常重要,且在血清碱性磷酸酶恢复正常后,还需要根据血钙、磷监测指标,摄取足够的维生素 D 和钙盐,以预防甲状旁腺功能亢进的复发,并避免低动力性骨病的发生。需要注意,如患者接受了甲状旁腺全切加自体移植术,术后血清钙水平不宜维持过高,因高钙的反馈作用不利于移植腺体的存活。如血清磷水平显著下降,应停止磷结合剂(钙剂除外)。在血清磷水平 <1mg/dl 时给予磷酸盐替代治疗,但需要注意口服和静脉注射磷酸盐可能加重低钙血症。根据血清镁的水平适当补充镁剂。

目前尚无关于术后长期低钙血症治疗的指南。血液透析患者术后长时间使用高剂量的元素钙和口服活性维生素 D 可导致正钙平衡,导致血管钙化、心瓣膜钙化等过程的加速,对此领域进行深入临床研究有助于改善患者预后。

综上所述,ESRD 患者甲状旁腺切除术后普遍存在低钙血症,HBS 发生率各家报道不一(4%~87%),我国 ESRD 患者总体甲状旁腺切除手术时机较晚,骨骼病变严重,因此术后 HBS 发生率较高。HBS 可延长住院时间,增加与手术相关并发症的发生率,但对病死率或心血管结局的影响须进一步研究。术前高血清碱性磷酸酶和 PTH 水平、X 线显示明显骨骼病变的患者术后 HBS 的风险增加。术前和术后须积极补充高剂量元素钙和活性维生素 D,以防治严重低钙血症,术前 1~2 日静脉注射低剂量帕米膦酸盐可能有一定的预防作用。

(贾俊亚)

参考文献

[1] JAIN N, REILLY RF. Hungry bone syndrome. Curr Opin Nephrol Hypertens, 2017, 26 (4): 250-255.

[2] ALTUN E, PAYDAS S, KAYA B, et al. Prolonged hypophosphatemia following parathyroidectomy in chronic hemodialysis patients. Saudi J Kidney Dis Transpl, 2015, 26 (5): 976-979.

[3] LAU WL, OBI Y, KALANTAR-ZADEH K. Parathyroidectomy in the Management of Secondary Hyperparathyroidism. Clin J Am Soc Nephrol, 2018, 13 (6): 952-961.

[4] 张建荣,张凌.慢性肾脏病继发性甲旁亢.北京:人民军医出版社,2010.

第二十三章

甲状旁腺切除术后外科并发症的诊治处理

继发性甲状旁腺功能亢进症(SHPT)的甲状旁腺切除手术虽然已在国内多家医院广泛开展,但术后并发症仍然是不容忽视的问题,它不仅给患者带来器官功能障碍和心理的伤害,而且又加重了患者的经济负担,有时甚至给患者带来致命的后果。因此,了解术后并发症的诊治及预防,从而减少并发症的发生是每一位甲状旁腺外科医师追求的目标。常见术后并发症包括喉返神经及喉上神经损伤、低钙血症、术后出血、切口并发症和一些其他少见的情况等。

一、喉返神经损伤和喉上神经损伤

喉返神经损伤是甲状旁腺手术常见的并发症之一,这是由甲状旁腺和喉返神经的解剖特点决定的。在甲状旁腺功能亢进症手术中,由于要同时处理增生的 4 个甲状旁腺以及可能异位的甲状旁腺,在反复探查及游离甲状旁腺过程中容易损伤喉返神经,尤其合并甲状腺肿大或炎症病例,二次手术病例,组织粘连或正常结构的异位,都加大了手术难度,使喉返神经损伤率大大增加。因此,术前应该进行充分评估,由经验丰富的术者操作,术中精细解剖被膜,同时正确、合理地应用能量器械,根据具体情况规范使用术中神经监测,这样才能够最大限度地减少喉返神经损伤,提高患者术后生活质量。

术后出现发音困难、声嘶、呛咳、呼吸困难等症状,在除外麻醉中气管插管的并发症外,需高度怀疑喉返神经损伤,通过电子喉镜检查及肌电图可证实。喉返神经损伤分为暂时性损伤和永久性损伤。由于术中牵拉、钳夹导致的短期功能障碍,多可在半年内恢复。如果喉返神经被误切,或者过度牵拉后的离断,可造成永久性的喉返神经损伤。一侧喉返神经损伤引起单侧声带麻痹,多表现为声嘶,两侧均损伤则表现为失声,呼吸困难,甚至窒息,后果极其严重。因此,喉返神经损伤预防重于治疗。一旦检查提示神经源性损伤且无望自行恢复的单侧声带麻痹,患者可以考虑在耳鼻喉科进行修复手术。

甲状旁腺手术中喉上神经损伤概率较低,因为上位甲状旁腺一般位置比较固定,且位于甲状腺背侧,离环甲间隙较远,但有些特殊病例异位旁腺位置较高,在术野暴露不充分的情况下,有时盲目钳夹容易损伤喉上神经,导致术后音调改变或饮水呛咳。充分熟悉喉上神经解剖以及术中轻柔精细操作是避免损伤的关键。暂时性损伤的症状多可通过健侧代偿而逐渐减轻或自发改善,时间可持续数日至数月,一般 2~3 个月可不同程度地恢复。损伤后目前的治疗手段主要有药物治疗包括激素、营养神经等,发声训练和手术治疗等方法。

二、低钙血症

低钙血症是甲状旁腺手术的最常见并发症,SHPT 患者不论采取何种术式,术后全段甲状旁腺激素(iPTH)骤然降低,肠道钙吸收减少,骨重建过程由高转运状态变为快速成骨,缓慢破骨,表现为血钙和血磷水平降低,称为骨饥饿综合征(hungry bone syndrome)。骨骼快速摄入大量钙,患者可出现低血钙表现,如口唇周围及手足麻木感、Chvostek 征阳性(面神经征:以手指尖或叩诊锤骤击颧弓与口角间的面颊部,引起眼睑和口角抽动为面神经征阳性)低钙束臂征(Trousseau 征)(+)和低血压。因此,术后要及时监测血 iPTH 及血钙,如出现上述症状,应及时补充钙剂、活性维生素 D_3,防止低钙血症引起不良事件。

三、术后出血

甲状旁腺术后出血是比较少见但却极其严重的并发症,术后血液在颈深筋膜的封闭间隙内形成血肿,压迫气管,引起喉头水肿、呼吸道阻塞、呼吸功能障碍。患者表现颈部肿痛、呼吸困难进行性加重、颈部伤口出血或引流管有大量新鲜血液。如引流不通畅,则情况更紧急,可导致严重缺氧而危及患者的生命,因此,必须引起外科医师重视。手术结束缝合切口前认真检查,常规用生理盐水冲洗手术创面,清除积血或不确切的血栓,用纱布擦拭术野,以确认没有活动性出血,放置引流管。

导致甲状旁腺术后出血的主要原因包括手术操作和患者两个方面。操作相关的因素主要是术中已经凝固或闭合而止血的血管重新开放出血,如血管结扎线脱落、血管回缩而闭合不完善或暂时止血的血栓脱落、因汽化和炭化而产生的焦痂脱落等。患者相关的原因主要是术后患者有引起出血的高危动作,包括术后剧烈呕吐、咳嗽、打喷嚏、排便或排尿时用力屏气以及剧烈的颈部活动等。另外,SHPT 尿毒症透析患者往往同时出现出、凝血功能障碍及血管异常钙化等,也会导致手术创面渗血,如果术后引流不畅,局部积血形成也是形成颈部血肿的原因。

为减少出血风险,建议术后 1 周内常规无肝素透析或枸橼酸体外抗凝。一旦发现术后出血,要迅速做出判断,在病床上果断拆除伤口缝线,清除淤血和血肿,敞开切口,解除对气道的压迫,必要时需要返回手术室再次手术,完善止血,甚至紧急情况下需气管插管或行气管切开,开放并保护气道,避免出现危及生命的情况。止血手术应先清除手术区域的血凝块,然后用生理盐水冲洗创面,待视野清晰后寻找出血点,予以结扎或缝扎止血,切勿盲目钳夹。结扎或缝扎时应注意避开重要的神经,如喉返神经。对于创面渗血,可适量使用一些止血材料覆盖。发生于浅层腔隙的出血,出血量较大时形成较大的浅层血肿,难以完全吸收,易继发感染,也应手术清除血凝块,处理出血点。紧急情况下床旁止血,建议同时使用抗生素。术后拔除引流管时应提前去除负压,禁忌拔除时动作粗暴,以降低拔管过程出血发生率。

四、持续性或复发性的甲状旁腺功能亢进

SHPT 术后的患者,可能会持续或者再次出现高 PTH 血症,术后 PTH 没有低于 100pg/ml 的称为持续性甲状旁腺功能亢进;术后血 PTH 下降而术后 6 个月后再次出现升高超过 100pg/ml 的称为复发性甲状旁腺功能亢进。也有将术后持续性甲状旁腺功能亢进症定义为患者术后 iPTH ≥ 60pg/ml,而复发性甲状旁腺功能亢进症定义为术后 iPTH<60pg/ml,但随后再次升高。也有学者认为持续标准为术后 3 日患者的 iPTH 最低值仍高于参考值上限的 3 倍,复发标准:首次手术成功后 6 个月血清 iPTH 逐渐升高至 >300pg/ml,并出现骨痛、皮肤瘙痒等症状。出现持续性甲状旁腺功能亢进多考虑术中有腺体残留,或者异位甲状旁腺(常见于胸骨后)未切除。而复发性甲状旁腺功能亢进多因保留的腺体或移植的腺体在术后增生所致。

术后出现甲状旁腺功能亢进,需全面评估其临床危害与再次手术风险之间的利弊关系,以决定是否需要二次手术。二次手术需切除剩余的甲状旁腺或异位的甲状旁腺,对甲状旁腺全切加自体移植术后的甲状旁腺功能亢进,可行移植的甲状旁腺全切或部分切除,但难以鉴别是遗留腺体功能亢进还是移植物复发。术前影像学检查(超声、CT、MIBI-SPECT 等)有助于确定异位的甲状旁腺,超声和 MIBI-SPECT 检出率与操作者的经验相关,必要时还可借助超声联合细针穿刺洗脱液 PTH 检测进一步定性诊断。有学者建议手术中可辅以术中 ^{99m}Tc- 甲氧基异丁基异腈(^{99m}Tc-MIBI)探测或快速 PTH 测定,以提高手术成功率。

五、切口并发症

1. **切口皮下积血、积液**　积血多因皮下缝合时止血不彻底或术后皮下小血管因咳嗽或结扎处线结脱落所致。积液多因切口处自然渗出的液体,量一般较少。少量积血和积液可自行吸收,大量皮下积血和积液不易自行吸收,且易造成气管压迫,需打开切口,清理积血和积液。

2. **颈前皮肤麻木**　由于切口周围皮神经受损,术后会有不同程度的麻木感,随着时间延长,会有不同程度的恢复。

3. **切口感染,延迟愈合**　甲状旁腺手术为清洁手术,手术中严格遵守无菌操作原则可避免此类并发症。

4. **切口水肿**　少数患者出现切口皮下组织血清肿,多数可自行消退,可适当选用消肿药物辅助治疗。

六、内镜手术专有并发症

内镜手术专有并发症主要包括隧道出血、感染、术后皮下气肿、皮肤挤压伤、红肿及瘀斑等。为避免以上并发症,术中应注意:建立操作空间的过程中,要注意解剖层次,术中伤及周围重要解剖结构或严重出血,需要中转为开放手术及时处理。术后一旦确认活动性出血,应及时行内镜或开放性手术探查止血。助手应及时观察并判断有无皮下气肿发生,采用高流

低压注入气体,可避免皮下气肿。

七、全身并发症

由于患者自身基础条件差,心脑血管异位钙化,术中及术后血压波动较大等原因,可导致高钾血症,心脏、肺和脑相关并发症,术后需要严密监测生命体征,具体预防及处理等同其他外科手术。

八、其他并发症

其他少见并发症包括气管食管损伤和肺尖损伤等。气管食管损伤易导致严重后果,表现为皮下气肿,甚至纵隔气肿影响呼吸。如漏口较小,临床症状较轻,无进行性加重者,可行局部加压包扎,多数可自愈。如果漏口较大,自愈可能性小,则须及时手术。食管损伤者可表现为患者进食后出现引流物浑浊,伤口红、肿甚至出现全身感染症状。瘘口较小者,可让患者暂禁食,予以对症抗感染后可自愈;瘘口较大者,需行手术修补。肺尖损伤常表现为气胸,损伤较小时,患者无明显症状,胸膜破口处可自行封闭,积气可自行吸收。若损伤较大,气体较多,患者出现明显呼吸困难,患侧胸廓饱满,肋间隙增宽,可先行胸腔闭式引流,若症状仍无改善,则需手术行胸膜裂口处修补。

综上所述,熟悉 SHPT 术后并发症的原因和临床表现,术前及术中采取必要的预防和监测措施,对于外科医师及时发现、诊断和处理并发症有重要的意义。

(吴耀华)

参考文献

［1］LAU WL, OBI Y. Parathyroidectomy in the Management of Secondary Hyperparathyroidism. Clin J Am Soc Nephrol, 2018, 13 (6): 952-961.

［2］ALBUQUERQUE RFC, CARBONARA CEM, MARTIN RCT, et al. Parathyroidectomy in patients with chronic kidney disease: Impacts of different techniques on the biochemical and clinical evolution of secondary hyperparathyroidism. Surgery, 2018, 163 (2): 381-387.

［3］中国医师协会外科医师分会甲状腺外科医师委员会. 慢性肾功能衰竭继发甲状旁腺功能亢进外科临床实践专家共识. 中国实用外科杂志, 2016, 36 (5): 481-486.

［4］卢秀波, 顾玲, 刘征. 甲状腺手术术后出血原因及处理. 中国实用外科杂志, 2018, 38 (6): 605-607.

［5］中国医师协会外科医师分会甲状腺外科医师委员会, 中国研究型医院学会甲状腺疾病专业委员会. 机器人手术系统辅助甲状腺和甲状旁腺手术专家共识. 中国实用外科杂志, 2016, 36 (11): 1165-1170.

第二十四章

慢性肾脏病继发性甲状旁腺功能 亢进症术后复发的药物治疗

继发性甲状旁腺功能亢进症(SHPT)术后 iPTH 恢复正常,但之后又逐渐上升,称为复发。SHPT 术后复发的原因大多是移植或种植的甲状旁腺腺体增大或残余甲状旁腺腺体再次增生。目前常用的 3 种术式有效性、手术并发症、全因死亡率和临床症状改善并无明显差异,术式的选择主要是外科医师根据患者和自身的技术条件而决定。荟萃分析显示,甲状旁腺手术方式的不同,SHPT 术后复发的发生率 10%~70%,接受甲状旁腺全切术治疗的患者术后甲状旁腺功能亢进症复发率显著低于甲状旁腺全切 + 自体移植术和甲状旁腺次全切术的患者。也有随机对照研究结果发现,接受 tPTX 患者术后 3 年内复发率为 0%。但所有 SHPT 患者术后均应长期随访,追踪血清钙、磷、PTH 水平的变化趋势,及时调整治疗方案。

甲状旁腺功能亢进症术后复发的药物治疗原则与术前药物治疗原则一致,治疗药物包括活性维生素 D 制剂、磷结合剂和拟钙剂,目的是维持透析患者血钙、血磷、维生素 D 和 PTH 在正常范围内。若患者出现 iPTH 升高,应该及时行甲状旁腺超声、核素显像等甲状旁腺影像学检测,评估残存、异位或者种植的甲状旁腺。药物治疗应根据血钙、血磷和 PTH 水平决定治疗方案。

1. 一旦血磷水平升高,给予磷结合剂治疗,尽量维持血磷在正常范围内。

2. 若血钙 <2.0mmol/L,PTH 逐渐升高,首选需要给予钙剂治疗,维持血钙在正常范围内,同时可选活性维生素 D 冲击疗法(骨化三醇 2~4g,每周 2 次)。

3. 若血钙 2.0~2.5mmol/L,PTH 逐渐升高,给予活性维生素 D 治疗,必要时加用拟钙剂治疗,需要注意监测血钙水平,避免高钙或低钙血症的发生。

4. 若血钙水平 >2.5mmol/L,PTH 逐渐升高,应考虑加用拟钙剂治疗(拟钙剂起始剂量为 25mg/d,根据 PTH 和血钙水平变化调整剂量),待血钙水平降至正常后(2.0~2.5mmol/L),再加用小剂量活性维生素 D(骨化三醇 0.25g/d)与拟钙剂联合使用,注意监测血钙水平,避免高钙血症。一旦出现血钙 >2.5mmol/L,停用活性维生素 D 及其类似物。

若术后经甲状旁腺超声或核素扫描发现有腺体或者残留组织增生,建议积极内科药物治疗,并随访影像学检查,药物治疗无效,持续性和复发性甲状旁腺功能亢进症患者,需考虑再次行手术或介入治疗。

（陈晓农）

参考文献

［1］ LI CJ, LV L, WANG HQ, et al. Total parathyroidectomy versus total parathyroidectomy with autotransplantation for secondary hyperparathyroidism: systematic review and meta-analysis. Ren Fail, 2017, 39 (1): 678-687.

［2］ GASPARRI G, CAMANDONA M, ABBONA GC, et al. Secondary and tertiary hyperparathyroidism: causes of recurrent disease after 446 parathyroidectomies. Ann Surg, 2001, 233 (1): 65-69.

［3］ LIU ME, QIU NC, ZHA SL, et al. To assess the effects of parathyroidectomy (TPTX versus TPTX+AT) for Secondary Hyperparathyroidism in chronic renal failure: A Systematic Review and Meta-Analysis. Int J Surg, 2017, 44: 353-362.

［4］ CHEN J, JIA X, Kong X, et al. Total parathyroidectomy with autotransplantation versus subtotal parathyroidectomy for renal hyperparathyroidism: A systematic review and meta-analysis. Nephro (Carlton), 2017, 22 (5): 388-396.

［5］ SCHLOSSER K, BARTSCH DK, DIENER MK, et al. Total parathyroidectomy with routine thymectomy and autotransplantation versus total parathyroidectomy alone for secondary hyperparathyroidism: results of a nonconfirmatory multicenter prospective randomized controlled pilot trial. Ann Surg, 2016, 264 (5): 745-753.

第二十五章

慢性肾脏病继发性甲状旁腺功能亢进症术后复发的手术治疗

慢性肾衰竭患者肾滤过率降低,钙磷代谢异常,强烈而持久地刺激甲状旁腺,导致甲状旁腺继发性增生。这种内环境改变即使在 PTX 术后仍然持续存在,残留的甲状旁腺、移植的甲状旁腺或异位的甲状旁腺会再次增生,导致术后 SHPT 的复发。文献报道术后复发率在 10%~100%。复发病情轻重程度不一,部分复发患者症状严重,血清 iPTH 达到甚至超过术前水平,药物治疗效果不佳,此时再次手术将是适当的选择。

有关 SHPT 患者术后复发再次手术治疗的报道和研究较少,缺乏高级别循证医学证据支持。但多数专家认为确切的术前定位、术中完整切除所有甲状旁腺是避免再次复发的关键。

一、继发性甲状旁腺功能亢进症术后复发的术前定位

准确的术前定位是 SHPT 术后复发再次手术的前提,不仅可以增加术中探查的效率,而且可以减少遗漏切除增生甲状旁腺的概率。常用的定位检查方法:①甲状旁腺超声简单、无创、价格低,是首选定位手段。除常规甲状旁腺超声之外,还有弹性成像、细针穿刺等检查,可以使超声检查的正确率在 90% 以上。②甲状旁腺核素显像(^{99m}Tc-MIBI)是 SHPT 的另一个常用定位手段。术前甲状旁腺超声和 ^{99m}Tc-MIBI 显像联合定位,可以大大增加准确率。对于 MIBI 阴性的患者,可使用 ^{11}C-choline PET/CT 检查,其敏感性可达 92%,高于传统的MIBI。③对于异位甲状旁腺、定位不清以及再次手术的患者,除了超声、MIBI、PET/CT 之外,还需要颈部 CT、MRI、术中超声、术中 PTH 检测等手段共同进行术前及术中定位。多学科协作在寻找病变旁腺的过程中发挥着重要的作用。

二、再次手术的注意事项

再次手术时,为切除全部甲状旁腺,强调首先充分显露喉返神经,建议在有条件的情况

下使用术中喉返神经监测。再次手术时术野常粘连严重,不容易寻找到正常的解剖间隙,且粘连牵拉常导致甲状旁腺异位,因此探查范围需适当扩大,建议常规探查颈总动脉鞘周围、食管后外侧及胸腺上区。结合术中测定 PTH 水平,以确定手术切除的完整性,判断是否可以终止手术。

（陈　曦）

参考文献

［1］SCHNEIDER R, BARTSCH DK. Role of surgery in the treatment of renal secondary hyperparathyroidism. Br J Surg, 2015, 102 (4): 289-290.

［2］中国医师协会外科医师分会甲状腺外科医师委员会, 中国研究型医院学会甲状腺疾病专业委员会. 慢性肾功能衰竭继发甲状旁腺功能亢进外科临床实践专家共识. 中国实用外科杂志, 2016, 36 (5): 481-486.

肾移植患者继发性甲状旁腺功能亢进症的临床特点

肾移植是目前终末期肾病最理想的肾脏替代治疗方法。在患者接受肾移植手术后,随着肾功能的恢复,因肾衰竭所致的各项异常可逐步得到缓解、纠正。然而,长期肾衰竭所致的甲状旁腺功能、骨代谢、钙磷代谢紊乱在移植术后仍可能存在,但表现出不同于慢性肾衰竭时的病理生理及临床特点。一方面,移植术后由于肾功能的恢复,甲状旁腺功能、骨代谢、钙磷代谢从整体上得到改善,但部分患者由于术前长期的钙磷代谢异常引起甲状旁腺结节性增生,导致三发性甲状旁腺功能亢进,在移植术后仍可伴有持续性甲状旁腺激素水平升高,引发钙磷代谢及骨代谢异常。另一方面,由于移植术后激素等抗排异药物的应用,加重了患者骨代谢、钙磷代谢异常,增加了骨质疏松、骨折发生的风险。随着肾移植手术的开展越来越广泛,理解、认识此类继发性甲状旁腺功能亢进症(SHPT)的临床特点并及时纠正也越来越重要。

一、肾移植术后患者继发性甲状旁腺功能亢进症的病理生理机制

肾移植术前,患者处于慢性肾衰竭时期,持续的钙磷代谢异常在起病初期刺激甲状旁腺弥漫性增生,进而发展为结节性增生,此时甲状旁腺上的钙敏感受体(CaSR)和维生素 D 受体(VDR)均减少,导致甲状旁腺对钙离子反应性降低和对活性维生素 D 的抵抗。肾移植术前透析时间越长,甲状旁腺功能亢进程度越重。肾移植术后,部分患者(特别是存在结节性增生时)甲状旁腺上的 VDR 和 CaSR 水平仍低下,因此活性维生素 D 和血钙不能完全有效地抑制甲状旁腺激素分泌,故部分肾移植受者仍存在持续的甲状旁腺功能亢进。而功能正常的移植肾可对甲状旁腺激素(PTH)起反应,且产生活性维生素 D,持续的高 PTH 和活性维生素 D 协同促进肾小管重吸收钙和消化道吸收钙,导致血清钙升高。与此同时,肾移植术后,由于尿毒症性毒素的清除,骨骼对 PTH 的反应恢复正常、骨分解代谢更为活跃,骨钙释放入血的速度快于骨形成。持续的甲状旁腺功能亢进,通过肾、消化道和骨的综合作用,可使血清钙逐步升高,同时造成骨代谢异常。另外,移植术后肾功能恢复,尿磷排泄恢复正常,

持续性的高 PTH 可抑制肾小管磷的重吸收,而术后早期较高的 FGF23 可显著促进尿磷排泄,导致血磷降低。

二、肾移植术后继发性甲状旁腺功能亢进症患者的临床表现

1. **甲状旁腺激素**　移植术后,随着肾功能的恢复,体内钙磷代谢、骨代谢在整体上可得到改善,即使甲状旁腺已出现结节性增生,甲状旁腺激素水平仍可较术前明显下降。因此,移植术后 SHPT 患者常表现为甲状旁腺激素水平升高,但显著低于术前水平。

2. **血钙**　移植术后,患者通常在短期内迅速出现血钙下降,后在 1~2 周转为上升趋势,部分患者可表现为高钙血症。在移植术后 3~6 个月,患者的血钙水平趋于稳定,部分患者高钙血症可自行缓解,而伴有甲状旁腺功能亢进的移植受者可表现为持续性的高钙血症。研究表明,肾移植术前透析时间越长,甲状旁腺功能亢进程度越严重,术后伴有甲状旁腺功能亢进及高钙血症的风险越高。

3. **血磷**　如前所述,移植术后随着肾功能恢复,在 PTH、FGF23 的作用下,尿磷排泄增加,约 50% 移植受者可出现低磷血症,此现象在移植术后 3~4 周最为明显。多数患者在随后数月内可逐步恢复正常血磷水平,但在伴有甲状旁腺功能亢进时,这些患者可表现为持续性尿磷排泄增加以及低磷血症。

4. **其他**　慢性肾衰竭所致的骨代谢异常,在移植术后一方面随着肾功能恢复可得到改善,但另一方面由于激素等药物的使用、年龄的增加以及其他基础疾病的影响,骨密度降低、骨质疏松发生率却表现出上升趋势,而持续性甲状旁腺功能亢进可进一步加重上述骨代谢异常的风险;与此同时,骨特异性碱性磷酸酶、骨钙素、I 型前胶原羧基端前肽等骨转化指标在移植术后伴有 SHPT 时仍可升高,但较术前有明显下降。

三、移植术后甲状旁腺功能亢进对患者的危害

持续性的高 PTH 会加重移植术后骨破坏,导致骨质疏松、骨折发生率增加。有研究提示,术后 10 周 PTH>135pg/ml 增加患者全因死亡率及心血管事件发生率,但此结论仍需进一步研究的证实。持续性甲状旁腺功能亢进所致的高钙血症可导致肾实质肾乳头内钙质沉着、肾小管或管周钙盐沉积,因此可能会导致肾脏功能的损害,部分研究结果显示,移植术后高钙血症可能影响移植肾的长期存活;另外,高钙血症理论上可能存在增加血管钙化的风险,然而目前的研究并未能支持此结论,同时少量的研究提示血钙水平与患者生存率无明显相关性。低磷血症常无明显临床症状,但严重的低磷血症(<1mg/dl)可能会导致肌无力、横纹肌溶解、溶血等严重并发症。

四、肾移植术后甲状旁腺激素、血钙磷水平监测

肾移植术后所有患者应定期测定血清钙、磷、PTH 水平,而对术后存在持续甲状旁腺功能亢进的患者目前并无特殊建议。2017 年 KDIGO 指南建议肾移植术后短期内应至少每周测定钙磷水平,直至稳定。之后 CKD1~3T、4T、5T 期患者测定血清钙、磷的时间间隔分别

6~12个月、3~6个月、1~3个月；CKD4T、5T期患者测定血清PTH的时间间隔分别6~12个月、3~6个月；对于接受CKD-MBD治疗或者出现血清钙、磷异常的患者，可增加检测频率，以观察药物疗效或不良反应。

（张　萍）

参考文献

［1］ KIDNEY DISEASE: IMPROVING GLOBAL OUTCOMES (KDIGO) CKD-MBD UPDATE WORK GROUP. KDIGO 2017 clinical practice guideline update for the diagnosis, evaluation, prevention, and treatment of chronic kidney disease-mineral and bone disorder (CKD-MBD)［J］. Kidney Int Suppl, 2017, 7: 1-59.

［2］ HIRUKAWA T, KAKUTA, NAKAMURA M, et al. Mineral and bone disorders in kidney transplant recipients: reversible, irreversible, and de novo abnormalities. Clin Exp Nephrol, 2015, 19 (4): 543-555.

［3］ WOLF M, WEIR MR, KOPYT N. A Prospective Cohort study of mineral metabolism after kidney transplantation. Transplantation, 2016, 100 (1): 184-193.

第二十七章

肾移植患者继发性甲状旁腺功能
亢进症的治疗

肾移植后持续性甲状旁腺功能亢进症(SHPT)也称三发性甲状旁腺功能亢进症(THPT)，是肾移植后的常见并发症，虽然成功的肾移植使肾功能恢复接近正常，大部分患者慢性肾脏病矿物质和骨代谢紊乱得到极大改善，但也有部分严重甲状旁腺功能亢进症的患者在肾移植后仍不能恢复，这些患者的甲状旁腺腺体已经转变为腺瘤，类似肿瘤样改变，属于难以逆转的病变。THPT是增加骨转化和使骨密度下降的危险因素，也是肾移植后骨折的独立危险因素，可能导致移植肾结石或钙化，移植肾失功和移植受者的全因死亡率风险增加。因此重视对肾移植后THPT的管理和诊治对提高移植受者生活质量及远期预后具有重要意义。

一、等待肾移植的继发性甲状旁腺功能亢进症患者的治疗

1. 等待肾移植的慢性肾脏病患者，积极控制SHPT，如果多次化验检查血iPTH>800pg/ml，伴随高钙或者高磷血症，应该在肾移植之前进行充分药物治疗，使iPTH、钙、磷达标。移植前对SHPT的管理是非常重要的。

2. 对药物控制不佳的难治性甲状旁腺功能亢进患者，建议肾移植前行甲状旁腺切除术。笔者建议就甲状旁腺切除术的时机与肾移植中心会诊决定，不同的移植中心对难治性甲状旁腺功能亢进症对移植受者的推荐治疗方法不同。肾移植术后多数患者的轻、中度甲状旁腺功能亢进会好转，部分严重甲状旁腺功能亢进症的患者在肾移植术后仍存在持续的甲状旁腺功能亢进伴高钙血症。持续的甲状旁腺功能亢进和高钙血症可导致移植肾功能下降。大多数专家建议对伴有中到重度的难治性甲状旁腺功能亢进症的患者肾移植前行甲状旁腺切除术，尤其在肾移植并非马上实施时。

3. 准备行肾移植的患者进行甲状旁腺手术时，应该选择甲状旁腺次全切除或者甲状旁腺全切加自体移植，以避免甲状旁腺全切术后长期的低钙血症和低PTH对骨骼的不利影响。

二、肾移植后继发性甲状旁腺功能亢进症的治疗

1. 肾移植后甲状旁腺激素水平随着时间的推移会逐步下降,理想的结果是半年到 1 年能达到正常人水平。如果肾移植术后 1 年,甲状旁腺激素水平仍高于正常值(iPTH>75pg/ml),且血清矫正钙≥ 2.6mmol/L,应该进行甲状旁腺超声检查,同时考虑手术或者药物治疗。

2. **手术治疗**

(1)手术指征:手术干预是目前治疗 THPT 有效的主要治疗方法。因肾移植术后部分 THPT 及高钙血症患者在 1 年内可自发缓解,因此目前对于手术指征及时机存在一些争议。我们建议肾移植术后 12 个月以上,且发生高钙血症时,应该考虑进行甲状旁腺切除术。

(2)手术方式:THPT 行甲状旁腺切除术主要的手术方式有甲状旁腺全切不加自体移植、甲状旁腺全切除加自体移植术和甲状旁腺次全切除术。不推荐甲状旁腺全切不加自体移植,因术后可能会导致甲状旁腺功能低下、严重低钙血症,需要长期钙替代治疗。但对于是选择甲状旁腺全切加自体移植还是甲状旁腺次全切除术更合适仍有争议。我国建议对于肾功能稳定,暂不需要透析的患者,行甲状旁腺次全切除术。

(3)甲状旁腺切除手术的预后:THPT 行甲状旁腺切除术能改善临床症状,提高患者生活质量,提高骨密度,增加移植肾存活率。对所有的肾移植受者,甲状旁腺切除术后应严格监测血清钙水平,特别是肾移植前影像学证据证明甲状旁腺腺体增大的患者。肾移植术后行甲状旁腺切除术有可能导致移植肾功能一过性下降,表现为术后 1~2d 肌酐轻度增高,1~2周后下降到术前水平。目前尚不明确甲状旁腺切除术是否对移植物的远期功能有不良影响。

3. **药物治疗**　THPT 常伴高钙血症和低磷血症,因高钙血症限制了活性维生素 D 的应用,口服磷酸盐治疗低磷酸盐血症会加重高磷酸尿症,可能导致肾钙质沉着症的发生。目前西那卡塞已广泛用于慢性肾脏病所致严重 SHPT 患者,近年来,越来越多的研究证实西那卡塞也能有效控制肾移植后 THPT,能够降低血清 PTH、血钙水平,升高血磷水平。西那卡塞应用方法,25~100mg,晚上口服,每 1~2 周监测血钙,每 4 周监测 iPTH,每 1~3 个月评估疗效和调整药物剂量,其副作用主要有胃肠道反应、低钙血症及心电图 QT 间期延长,胃肠道反应包括恶心、呕吐、腹泻等,可以在饭后服药,或者与保护胃黏膜药同服。少数患者不能耐受,需停药。低钙血症可引起肌肉痉挛,心电图 QT 间期延长有诱发心律失常的风险,建议从小剂量(25mg/d)开始较为安全,可加用钙剂和骨化三醇补钙治疗,定期监测血钙水平,避免出现严重低钙血症。多数专家主张对于肾移植术后的 THPT 治疗首选甲状旁腺切除手术,对于有手术禁忌证患者,或者肾移植后不足 1 年,临床观察血清 PTH 仍在下降中,但是也表现出高钙血症者,为防止高钙血症带来的移植肾失功等风险,在严密监测下使用西那卡塞可能是治疗 THPT 的一个有效替代方案。

对于肾移植后 THPT 的管理和诊治,甲状旁腺切除术是公认有效的方式,对于有手术禁忌证患者或在肾移植后高钙血症患者,可用西那卡塞治疗,但西那卡塞对于肾移植后骨代谢及心血管等长期预后有无获益、西那卡塞是否能完全替代甲状旁腺手术,目前还没有循证医学证据的研究证实。

(张　凌)

参考文献

［1］FUKAGAWA M, YOKOYAMA K, KOIWA F, et al. Clinical practice guideline for the management of chronic kidney disease-mineral and bone disorder. Ther Apher Dial, 2013, 17 (3): 247-288.

［2］王莉, 李贵森, 刘志红. 中华医学会肾脏病学分会《慢性肾脏病矿物质和骨异常诊治指导》. 肾脏病与透析肾移植杂志, 2013, 22 (6): 554-559.

［3］EVENEPOEL P, CLAES K, KUYPERS DR, et al. Parathyroidectomy after successful kidney transplantation: a single centre study. Nephrol Dial Transplant, 2007, 22 (6): 1730-1737.

［4］EVENEPOEL P, COOPER K, HOLDAAS H, et al. A randomized study evaluating cinacalcet to treat hypercalcemia in renal transplant recipients with persistent hyperparathyroidism. Am J Transplant, 2014, 14: 2545-2555.

［5］张凌, 常靓. 西那卡塞在 CKD-MBD 中的应用. 临床药物治疗杂志, 2017, 15 (4): 7-10.

第二十八章

慢性肾脏病继发性甲状旁腺功能亢进症手术麻醉管理

一、继发甲状旁腺功能亢进症患者麻醉风险

继发性甲状旁腺功能亢进症(SHPT)患者由于长期尿毒症所导致的甲状旁腺激素升高、钙磷代谢紊乱,全身各系统都有不同程度的病理生理改变。这些基础的病理生理改变对手术麻醉诱导,以及维持麻醉后生命体征平稳都是很大的挑战。尿毒症、钙磷代谢紊乱和高甲状旁腺激素可引起冠心病、心力衰竭、心肌梗死、高血压、脑卒中、肾性贫血、凝血功能障碍,麻醉中可导致严重并发症,如心肌缺血、急性心肌梗死、心功能不全、心律失常,甚至猝死,而且术前因为肾衰竭对容量平衡要求较严格,为术中容量管理加大难度。

二、继发性甲状旁腺功能亢进症患者围术期麻醉管理

(一) 麻醉前评估

长期尿毒症患者依赖透析,常有多系统合并症,会为麻醉带来许多挑战,因此详细的术前评估是非常必要的。

1. **患者一般状况**　了解患者透析治疗情况、液体出入量和尿量水平,血压控制情况和电解质、肌酐、尿素氮及白蛋白。

2. **气道评估**　患者多存在肾性骨病,如骨质疏松、自发性骨折等,可能导致头后仰受限,从而使插管困难。明确肿块大小及位置,有无气管压迫移位,必要时可行电子喉镜和气管镜检查。

3. **心血管系统**　术前应行心电图和超声心动图,注意评估患者是否合并高血压、冠心病、脑血管疾病、心力衰竭和心房颤动。慢性心力衰竭在透析患者中非常常见,因此要保证通过术前透析使者处在最佳容量状态,并且纠正电解质代谢紊乱,避免围术期心房颤动及

其他心律失常。

4. 内分泌系统　许多尿毒症患者合并糖尿病,因此术前应注意监测血糖。

5. 呼吸系统　患者可合并肺水肿、胸腔积液、肺动脉高压等情况,应注意评估。

6. 消化系统　尿毒症患者常合并胃瘫,会增加反流误吸风险。

7. 血液系统　患者通常合并贫血,并接受铁剂及促红细胞生成素治疗。如患者血红蛋白水平 >70g/L,通常不需要进行输血。另外,患者常有出血倾向,术前应注意评估患者的血小板功能和凝血功能。

(二) 麻醉前准备

麻醉前要注意纠正水、电解质代谢紊乱和酸碱失衡。手术前应查血电解质和肾功能。在搬运、安置患者体位及麻醉时,应注意避免发生病理性骨折。麻醉前常规禁食,并注意预防胃排空延迟导致的反流误吸,可以在术前给予抑酸药。但枸橼酸钠在服用含铝磷结合剂的透析患者中应谨慎应用,因为会导致铝吸收增加,从而引起铝中毒。如术前应用抗焦虑药物咪达唑仑,应适当减少剂量,因为尿毒症患者对于咪达唑仑及其代谢产物的清除减慢。

为尿毒症患者建立静脉通路通常难度很大,但绝对不可在动静脉瘘所在肢体建立静脉通路,同时也应避免在此侧肢体测量血压。

(三) 麻醉选择

SHPT 的常用手术方式包括甲状旁腺全切和次全切术 ± 自体移植。因此,如果患者进行甲状旁腺全切术,就需要进行双侧颈部探查术,这种情况下大多数患者均需要全身麻醉。

1. 全身麻醉　一方面,由于大多数麻醉药物的代谢和清除在尿毒症患者中均会延迟,麻醉药物及其代谢产物会在体内蓄积;另一方面,麻醉药物的分布容量和血浆蛋白结合率也会改变,导致血药浓度高于正常,因此需要谨慎用药并调整药量。

在麻醉诱导阶段,虽然丙泊酚的药代动力学和药效动力学在尿毒症患者中无显著改变,但对合并心脏疾病的透析患者仍需减少药量,避免严重低血压和心肌抑制。肌肉松弛药通常可选择不经肾脏代谢的阿曲库铵或顺阿曲库铵。此类患者气管插管时动作应轻柔,避免引起病理性骨折。

全身麻醉维持阶段通常选择吸入麻醉维持(异氟烷、七氟烷 ± N₂O),因为吸入麻醉主要通过呼吸清除,不依赖肾脏功能。阿片药物应尽量避免长效阿片药物,如吗啡,通常选择短效阿片药物,如芬太尼、瑞芬太尼和舒芬太尼,其在尿毒症患者中的半衰期和清除无显著改变。但由于透析可能会增加阿片药物在脑脊液内的分布,因此需要加强对围术期呼吸抑制的监测。术中肌肉松弛药物仍推荐使用阿曲库铵或顺阿曲库铵,但仍应在肌肉松弛监测下进行应用,因为尿毒症患者对于肌肉松弛药的代谢和分布存在较大的个体差异。对于手术结束时的肌肉松弛拮抗药新斯的明,其代谢在尿毒症患者中无明显改变,因此可以正常应用。

2. 区域麻醉　对于甲状旁腺全切手术,目前也有区域麻醉下完成手术的报道,即使用改良的表面麻醉联合颈丛阻滞进行麻醉。然而颈部粗短、合并巨大甲状腺结节和有畸形的患者无法充分暴露甲状旁腺,局部麻醉具有局限性,所以选择合适的患者十分重要。全身麻醉下高危的患者并不代表在局部麻醉下就是安全的。相反,局部麻醉需要给予和全身麻醉一样的预防措施和护理水平。

　　传统解剖定位行颈丛阻滞,在 C4 横突的定位上存在个体误差,常出现一定程度的阻滞不全和阻滞失败率,影响了手术探查;或因局部麻醉药药量过大扩散至喉返神经或迷走神经起始部,会引起声带麻痹和呼吸道梗阻,阻碍了该技术在临床中的广泛应用。随着超声引导神经阻滞技术的发展,在超声精准定位下行颈丛阻滞可通过给予较少的局部麻醉药量实现更完善的颈丛阻滞效果(图 28-1)。

　　声音嘶哑是颈丛阻滞主要并发症之一,主要是由于局部麻醉药液扩散至颈动脉鞘内阻滞迷走神经所致;喉返神经为迷走神经远端分支,迷走神经阻滞则会引起声音嘶哑。传统盲法行颈深丛及颈浅丛阻滞,两处分别给予局部麻醉药 5~6ml 和 10ml,其声嘶发生率为 30%。北京协和医院麻醉科的临床实践显示,超声引导下将局部麻醉药注射在胸锁乳突肌深层、颈神经通路所在部位,达到阻滞颈浅丛的目的(图 28-1),通过降低给药容量(5~6ml)和控制药液扩散方向减少局部麻醉药对迷走神经的阻滞,结果声嘶发生率降低到 16%,低于既往文献报道传统阻滞方法声嘶发生率。

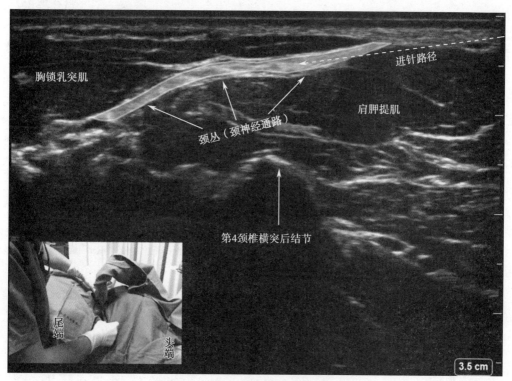

图 28-1　超声引导下颈丛阻滞超声图像

　　为减少患者术中应激,可在颈丛麻醉的基础上给予患者适度镇静。可选择小剂量丙泊酚泵注或单次给予咪达唑仑,但两者均有一定程度呼吸抑制作用,并可能导致患者出现谵妄或意识不清。α2 肾上腺素受体激动药右美托咪定具有镇静、镇痛和抗焦虑作用,但无呼吸抑制作用,并且是目前唯一不会导致谵妄的静脉镇静药物,是颈丛阻滞甲状旁腺手术患者术中镇静的优选药物。该药在尿毒症患者中代谢无明显改变,其主要副作用包括血压升高、心率减慢等,因此应避免输注速度过快,并加强术中监测。

(四) 术中管理

手术中牵扯气管和颈动脉窦时,患者可出现血压下降和心率减慢,此时必须暂停手术操作,并在其附近采用局部麻醉药进行阻滞,同时适当加深全身麻醉的深度,并静脉注射阿托品;遇有严重低血压时,可采用血管收缩药(如麻黄碱)进行纠正。手术中应加强监测,严密观察患者病情的变化,尤其是加强心血管功能和心电图监测。

(五) 手术后处理

术后应严密观察病情,适当给氧,防止气管插管及手术操作的刺激。SHPT 患者在甲状旁腺切除术后常发生骨饥饿综合征,与原发性甲状旁腺功能亢进症相比更容易出现一过性低钙血症。因此术前需要预防性给予骨化三醇,术后则需要静脉给予葡萄糖酸钙,同时口服钙、镁和维生素 D。对于严重低钙血症的透析患者,透析过程中可能也需要静脉补充葡萄糖酸钙。另外,术后透析可能需要使用无肝素透析,以减少颈部血肿的风险。

(崔旭蕾)

参考文献

[1] BLACK MJ, RUSCHER AE, LEDERMAN J, et al. Local/cervical block anesthesia versus general anesthesia for minimally invasive parathyroidectomy: what are the advantages?. Ann Surg Oncol, 2007, 14 (2): 744-749.

[2] 李旭, 李敏娜, 崔旭蕾, 等. 超声引导下 C4 神经根加颈浅丛阻滞在微创甲状旁腺手术中的应用. 中国医学科学院学报, 2017, 39 (5): 688-692

[3] MICHAEL J BLACK, RUSCHER, et al. Local/Cervical block anesthesia versus general anesthesia for minimally invasive parathyroidectomy: what are the advantages. Ann Surg Oncol, 2007, 14 (2): 744-749.

[4] PAPADIMA A, LAGOUDIANAKIS EE, MARKOGIANNAKIS H, et al. Aaesthetic considerations in parathyrotoxic crisis. Eur J Anaesthesiol, 2008, 25 (9): 772-774.

[5] CHEONG YT, TAIB NA, NORMAYAH K, et al. Total parathyroidectomy under local anaesthesia for renal hyperparathyroidism. Asian J Surg, 2009, 32 (1): 51-54.

第二十九章

典 型 病 例

病例讨论 1：高全段甲状旁腺激素血液透析患者的诊治思路

病例摘要

患者,女性,47岁,2000年肾活检诊断为IgA肾病,逐渐进展至终末期肾衰竭,2005年开始维持性血液透析治疗。病程中患者血钙水平始终处于正常高限,并逐渐出现血磷升高(最高2.97mmol/L),予以饮食控制、调整透析方式、口服非含钙磷结合剂等治疗,血磷较前下降,但仍未到达正常值。同时患者甲状旁腺激素(PTH)逐渐升高,最高时超过3 000pg/ml。病程中曾使用骨化三醇冲击疗法及帕立骨化醇治疗,均未取得明显疗效,并因血钙升高而停用。2014年11月,患者出现全身关节酸痛伴行走困难,呈进行性加重,收治入院进一步诊治。

入院时体格检查:身高160cm(开始透析时身高162cm),体重45kg,体温36.7℃,脉搏84次/分,血压144/72mmHg(1mmHg=0.133kPa)。贫血貌,慢性病容,双下肢未见明显水肿。

重点

本例患者为中年女性,慢性病程,慢性肾衰竭尿毒症期,规律血液透析中,继发性甲状旁腺功能亢进症(SHPT)诊断明确。SHPT是维持性血液透析患者常见的并发症,也是CKD-MBD的常见临床表现。血液透析患者SHPT状态的病情评估,需要关注以下方面:①是否注意饮食控制;②透析方式是否合理;③评估血钙、血磷水平,是否存在维生素D缺乏;④了解MBD相关药物使用情况;⑤评估血管钙化状态;⑥是否具有外科手术/射频消融治疗的指征。

以循证为依据的探讨

SHPT是由CKD导致的,以甲状旁腺组织继发性增生、腺瘤形成及血清PTH水平升高为表现,是维持性血液透析患者常见的并发症。SHPT常累及多系统,包括骨骼系统受累、心血管钙化、内分泌系统、软组织钙化和骨髓纤维化等。对于CKD-G5D期的患者,iPTH水平应维持在正常值上限的2~9倍。

治疗 SHPT，建议的措施包括给予活性维生素 D 及其类似物、拟钙剂或实施甲状旁腺切术手术。原则上应避免长期过大剂量使用活性维生素 D 及其类似物，以免引起体内维生素 D 水平过高。使用活性维生素 D 及其类似物的过程中应监测血清钙、磷水平，以免高钙或高磷血症发生。对于重度 SPHT 患者，活性维生素 D 及其类似物的效果可能非常有限。

在使用传统治疗方法，包括纠正低钙、控制高磷以及使用活性维生素 D 及其类似物治疗无效，CKD 5D 期患者可选择性使用拟钙剂，治疗过程中应监测血钙，避免发生低钙。Evolve 研究与 Advance 研究证实了西那卡塞对于血液透析患者心血管保护作用。静脉使用的拟钙剂 etelcalcetide 也已经获得 FDA 批准，一项纳入 683 例合并 SPHT 的血液透析的随机双盲试验显示，etelcalcetide 的疗效并不劣于西那卡塞。

严重的 SHPT 通常使用内科保守治疗无法取得满意疗效，而甲状旁腺切除术（PTX）对于此类患者是一种效果较好的手段，具有更经济、起效迅速等优势。指南建议：对于 CKD 3~5D 期合并药物治疗无效的严重 SHPT 患者，建议行甲状旁腺切除术。术前常规行 B 超、放射性核素 99mTc-MIBI 检查。

手术指征主要包括：① iPTH 持续 >800pg/ml；②药物治疗无效的持续性高钙和 / 或高磷血症；③具备至少 1 枚甲状旁腺增大的影像学证据；④以往对活性维生素 D 及其类似物治疗抵抗。

PTX 的主要手法包括甲状旁腺全切术 + 自体移植术（PTX+AT），甲状旁腺次全切除术（sPTX）和甲状旁腺全切术（tPTX）。三种术式均可有效改善 SHPT。目前尚无三种术式安全性、有效性及复发率的 RCT 研究，但普遍认为 tPTX 相比 PTX+AT 及 sPTX 而言，复发率更低。手术后的主要并发症为低钙血症，需要合理补钙、定期复查。对于药物治疗无效的 SHPT 透析患者，PTX 术后全因死亡率可下降 20%~57%，所以虽然手术有一定风险，仍然为此类患者推荐的治疗方法。

参考文献

［1］王莉, 李贵森, 刘志红. 中华医学会肾脏病学分会《慢性肾脏病矿物质和骨异常诊治指导》. 肾脏病与透析肾移植杂志, 2013, 22 (6): 554-559.

［2］KIDNEY DISEASE: IMPROVING GLOBAL OUTCOMES (KDIGO) CKD-BMD UPDATE WORK GROUP. KDIGO 2017 clinical practice guideline update for the diagnosis, evaluation, prevention, and treatment of chronic kidney disease-mineral and bone disorder (CKD-MBD). Kidney Int Suppl (2011), 2017, 7 (1): 1-59.

［3］刘志红, 李贵森. 中国慢性肾脏病矿物质和骨异常诊治指南. 北京: 人民卫生出版社, 2018.

何时请相关科室专家会诊

1. 透析患者出现高 SHPT，首先应该评估是否存在高磷血症、低钙血症和维生素 D 缺乏等可纠正因素。

2. 如果合并药物治疗无效的严重 SHPT，可以请相关科室评估是否有甲状旁腺切除术 / 甲状旁腺射频消融术的手术指征及禁忌证（会诊科室包括普外科、麻醉科、超声科、核医学科等）。

本病例的诊治对策

入院后主要钙磷代谢方面的辅助检查结果：血钙 2.63mmol/L，血清矫正钙 2.85mmol/L，血磷 2.27mmol/L，PTH 2 788.2pg/ml，25 羟维生素 D 35.61nmol/L。骨密度示骨量减少；胸部 X 线正侧位片提示主动脉弓钙化以及腹主动脉钙化（图 29-1）；心脏 CT 血管造影（CTA）提示冠状动脉三支弥漫斑块形成，管腔不同程度狭窄（图 29-2）；二尖瓣钙化；主动脉壁钙化斑块形成。甲状旁腺超声可见 4 个甲状旁腺结节，其中左侧甲状旁腺结节 1.6cm×1.3cm（图 29-3）；甲状旁腺 MIBI 提示双侧甲状旁腺结节伴摄取率增高。诊断为尿毒症，维持性血液透析，慢性肾脏病 - 矿物质和骨异常。

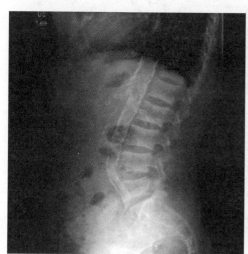 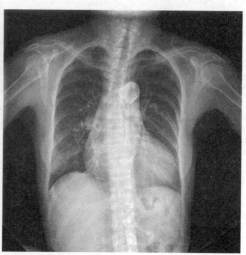

图 29-1　X 线平片提示主动脉钙化
左 . 主动脉弓钙化；右 . 腹主动脉钙化

考虑患者为尿毒症基础上重度 SHPT，且有骨痛等症状，内科治疗效果不明显，严重影响生活质量，有外科手术指征。完善术前准备后行全身麻醉下甲状旁腺切除术。术中探查：左甲状腺极后及下方各有一直径 2cm 质韧结节，右甲状腺下极 2.5cm 质韧结节，右甲状腺背侧 2cm 质韧结节。完整切除患者全部甲状旁腺结节。术后病理提示甲状旁腺增生（图 29-4）。术后 24h PTH 已下降至 87.5pg/ml，血磷恢复至 1.59mmol/L，复查电解质提示持续性低钙（最低 1.59mmol/L），且患者有手足麻木等表现，予以钙剂持续性静脉泵入联合口服碳酸钙加强补钙。待患者血钙稳定后予以出院。1 个月后复查 PTH 水平提示 16.7pg/ml。长期随访过程中患者骨痛症状明显好转，无抽搐、无声音嘶哑、无饮水呛咳，随访 PTH 稳定在 20~35pg/ml，血磷水平正常，根据血清

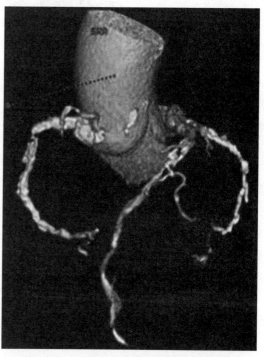

图 29-2　心脏 CTA 示冠脉三支弥漫斑块

矫正钙水平调整补充钙剂剂量。

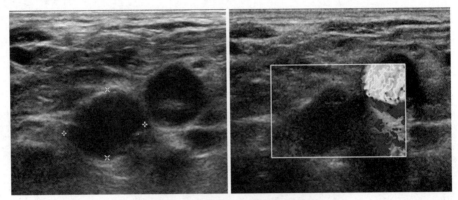

图 29-3 B 超示左侧甲状旁腺结节

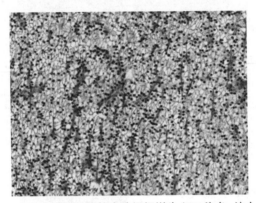

图 29-4 术后病理提示甲状旁腺组织增生（HE 染色，放大 100 倍）

（陈晓农 高琛妮）

参考文献

［1］KETTELER M, BLOCK GA, EVENEPOEL P, et al. Executive summary of the 2017 KDIGO chronic kidney disease-mineral and bone disorder (CKD-MBD) Guideline Update: what's changed and why it matters. Kidney Int, 2017, 92 (1): 26-36.

［2］WHEELER DC, LONDON GM, PARFREY PS, et al. Effects of cinacalcet on atherosclerotic and nonatherosclerotic cardiovascular events in patients receiving hemodialysis: the Evaluation Of Cinacalcet HCl Therapy to Lower CardioVascular Events (EVOLVE) trial. J Am Heart Assoc, 2014, 3 (6): e001363.

［3］RAGGI P, CHERTOW GM, TPRRES PU, et al. The ADVANCE study: a randomized study to evaluate the effects of cinacalcet plus low-dose vitamin D on vascular calcification in patients on hemodialysis. Nephrol Dial Transplant, 2011, 26 (4): 1327-1339.

［4］MIDDLETON JP, WOLF M. Second chances to improve ESRD outcomes with a second-generation calcimimetic. JAMA, 2017, 317 (2): 139-141.

［5］BLOCK GA, BUSHINSKY DA, CHENG S, et al. Effect of etelcalcetide vs cinacalcet on serum parathyroid hormone in patients receiving hemodialysis with secondary hyperparathyroidism: a randomized clinical trail. JAMA, 2017, 317 (2): 158-164.

［6］陈孜瑾，蒋钻红，汪知玉，等．超声评估维持性血液透析患者甲状旁腺增生的临床价值和相关因素分析．中国血液净化，2017, 2 (16): 108-112.

［7］王海峰，张凌，姚力，等．三种不同甲状旁腺切除术治疗继发性甲状旁腺功能亢进425例疗效比较．中国血液净化，2016, 15 (9): 455-458.

［8］LI C, LV L, WANG H, et al. Total parathyroidectomu versus total parathyroidectomy with autotransplantation for secondary hyperparathyroidism: systematic review and meta-analysis. Ren Fail, 2017, 39 (1): 678-687.

［9］张凌．慢性肾脏病患者甲状旁腺切除术后低钙血症的处理．中国中西医结合肾病杂志，2014, 15 (11): 941-943.

［10］LAU WL, OBI Y, KALANTAR-ZADEH K. Parathyroidectomy in the management of secondary hyperparathyroidism. Clin J Am Soc Nephrol, 2018, 13 (6): 952-961.

病例讨论 2：狮面脸、鸡胸、自发性骨折及弓形腿

病例摘要

患者，男性，62岁，因"血液透析12年，面部及骨骼畸形、身高缩短2年"入院。患者12年前因血肌酐升高（具体不详），于外院诊断为"尿毒症、慢性肾小球肾炎"，开始每周2次维持性血液透析，服用非洛地平控制血压，效果可。3年前血全段甲状旁腺激素（iPTH）升高（具体不详）。2年前患者开始出现全身骨骼变形，以下颌骨、胸部、双下肢为著。1年前外院查血iPTH 477pg/ml，予罗盖全（骨化三醇胶丸）口服（0.25µg，每日1次），症状仍进行性加重，表现为颅面部畸形（图29-5A）、发音困难、严重骨痛、皮肤瘙痒，不能行走，身高由170cm逐渐缩短为150cm，为进一步诊治收入我院。1年前患者左侧肱骨自发性骨折，否认肿瘤及其他骨折相关疾病病史。来我院就诊前因严重贫血和低白蛋白血症输注红细胞和白蛋白。入院后体格检查：T 36.5℃，P 66次/分，R 18次/分，BP 140/80mmHg。患者表现为营养不良、狮面脸（上、下颌骨膨大畸形）、口腔硬腭非硬化性增生，有严重鸡胸、脊柱后凸畸形（图29-5B）和双下肢弓状畸形（图29-5C）。入院后实验室检查结果：血红蛋白118g/L，红细胞计数3.33×10¹²/L，血细胞比容0.327，血清总蛋白59.7g/L，血清白蛋白36.2g/L，尿素氮23.79mmol/L，肌酐606.1µmol/L，血清钙2.78mmol/L，血清磷1.64mmol/L，血清Ipth 2 183.2pg/ml，血清碱性磷酸酶（alkaline phosphates, ALP）1 138.7U/L，血清骨钙素244.9ng/ml，血清25-（OH）-维生素D 37.4nmol/L。

辅助检查

轴位颅面骨CT示：颅骨弥漫增厚，以上、下颌骨为著，颅骨板障见多处不均匀增宽伴硬化和溶骨性改变（图29-6A），下颌骨升支过度增生呈毛玻璃样改变。硬腭骨组织被增生的毛玻璃样纤维结构取代（图29-6B）。胸部CT示：胸廓畸形，血管及心脏瓣膜钙化。Agatston评分显示，冠状动脉左主干（left main artery, LMA）、左前降支（left anterior descending artery, LAD）、左旋支（left circumflex artery, CX）、右主干（right main artery, RCA）的积分分别为163.3, 333.5, 204.2, 444.1（图29-7）。甲状旁腺B超示：双侧甲状腺下极极低回声区及甲状旁腺增生。甲状旁腺⁹⁹ᵐTc-MIBI单光子发射计算机断层及CT断层融合显像（SPECT-CT）示：甲状旁腺功能亢进组织显影（左、右各1枚，分别位于甲状腺左、右叶下极）。胸腰椎CT平扫

的矢状位和冠状位图像显示椎体密度减低,多处胸腰椎压缩性骨折(图 29-8A),多个椎体不稳,T12 椎体畸形(图 29-8B)。

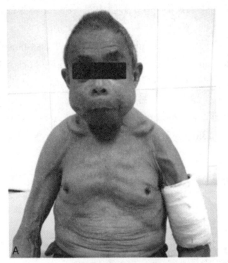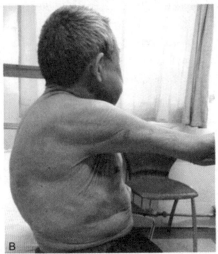

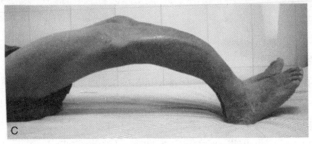

图 29-5 患者甲状旁腺切除术前
A. 颅面部畸形;B. 严重鸡胸和脊柱后凸畸形;C. 双下肢小腿弓状畸形

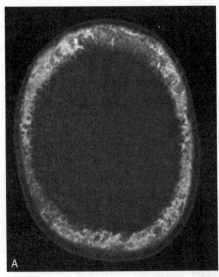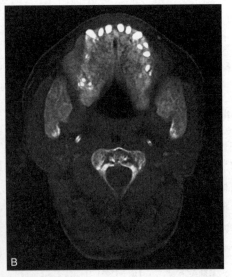

图 29-6 患者轴位颅面骨 CT
A. 颅骨板障不均匀增宽伴硬化和溶骨性改变;B. 硬腭毛玻璃样纤维结构

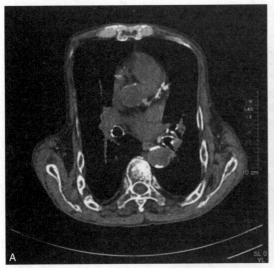
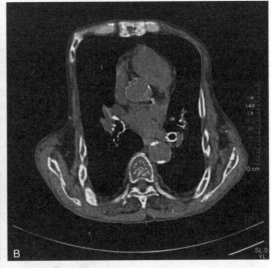

图 29-7　患者胸部 CT 评估钙化积分

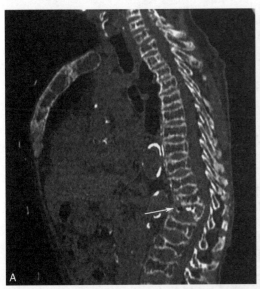
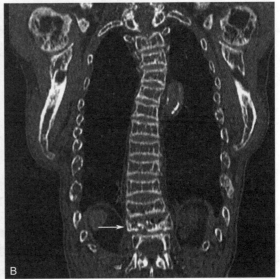

图 29-8　患者胸部矢状位和冠状位 CT
A. 椎体密度减低,多处胸腰椎压缩性骨折,多个椎体不稳;B.T12 椎体畸形

^{99m}Tc- 亚甲基二磷酸盐全身骨显像骨扫描示:①全身放射性摄取量普遍增加,尤其见于中轴骨、头颅骨、颌骨、肋骨软骨结合处、长骨和表现为"领带征"的胸骨;②骨 - 软骨组织比值增高;③左侧肱骨骨折处放射性核素吸收增加;④胸椎骨压缩性骨折,脊柱后凸畸形;⑤严重的下肢弓样畸形;⑥肾脏和膀胱未显影(图 29-9)。

临床诊断:慢性肾脏病 - 矿物质骨代谢紊乱,继发性甲状旁腺功能亢进症,慢性肾小球肾炎,慢性肾脏病 5D 期,肾性贫血,狮面脸,退缩人综合征,左侧肱骨自发性骨折,营养不良。

患者接受甲状旁腺切除术,共摘除 5 枚腺体,重量分别为 1.9g、1.4g、1.0g、0.2g、0.2g,为超数目甲状旁腺(supernumerary parathyroid glands,SPGs)。术后病理证实所有术中摘除组织均为甲状旁腺。选择最小的 1 枚腺体切成 8 片(1mm×1mm×1mm),种植在无动静脉内瘘的前臂肌肉内。采用化学发光免疫法测定血清 iPTH 水平(UniCel DxI800 Access Immunoassy System,美国 Beckman Coulter 公司)。患者的术前及术后 10 分钟、20 分钟、1 日、4 日血 iPTH 水平分别为 2 444.8pg/ml,368.6pg/ml,244.3pg/ml,7.1pg/ml,18.4pg/ml(图 29-10)。术后给予补充钙剂及活性维生素 D 等对症处理,患者回当地医院继续透析治疗。

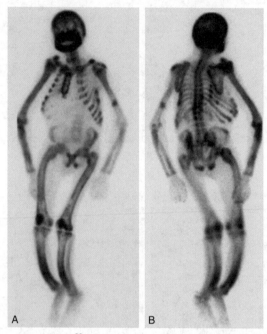

图 29-9 患者 ^{99m}Tc- 亚甲基二磷酸盐全身骨显像诊断

甲状旁腺切除手术 10 个月后随访,患者皮肤瘙痒、发音困难好转,骨痛缓解,过度增生的颅面骨停止生长,体重增长,血白蛋白水平升高,因下肢弓状畸形未能恢复,患者仍无法自行行走。患者血压恢复至正常水平,无服用降压药。血清学检查示 iPTH 下降至 57.2pg/ml,钙降至 2.2mmol/L,磷降至 0.52mmol/L,ALP 降至 297U/L。

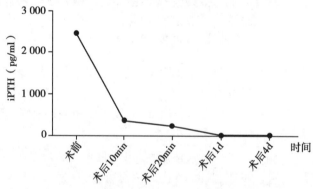

图 29-10 患者术前及术后血清 iPTH 变化

讨论

SHPT 可导致骨重塑、骨转化、心血管疾病和代谢失衡等。1963 年首次报道了三发性甲状旁腺功能亢进症（THPT），定义为肾移植后，由于长时间存在的 SHPT，或自发性甲状旁腺分泌过多而导致的持续甲状旁腺功能亢伴高钙血症。因此，本例患者也可描述为 THPT，由于严重的 SHPT 导致面部和全身的骨重塑及非创伤性长骨骨折。血液透析不充分及药物治疗无效导致了 SHPT/THPT 的持续存在。根据全球肾脏病预后组织指南，当 SHPT 患者存在血生化、放射学及心血管功能异常，且内科 / 药物治疗无效时，建议施行甲状旁腺切除术。患者入院后，经充分临床评估接受了成功的 PTX。

尿毒症狮面脸表现为持续的下颌骨增大、密质骨显影不良等。维持性透析患者中血管钙化的发生率可高达 80% 以上，冠状动脉钙化等与心血管事件、全因死亡率增加有关。本例患者身高缩短约 20cm，是由 SHPT 所致的肾性骨营养不良、CT 扫描可见的胸腰部椎体压缩性骨折及下肢严重弓样畸形等因素共同导致。手术切除甲状旁腺后随访，见患者面部改变停止，但椎骨塌缩导致的损害不能恢复。

慢性肾脏病 - 矿物质骨代谢紊乱可有多系统损害，其治疗主要包括饮食、透析方式调整、药物等，在出现严重 SHPT 的 CKD 3~5 期患者中，如内科 / 药物治疗失败，建议行甲状旁腺切除术。目前国内外指南将手术指征定义：严重 SHPT（血清 iPTH 持续 >800pg/ml）；有高钙和 / 或高磷血症；对药物治疗抵抗；出现明显骨痛症状、严重的异位软组织钙化，钙化防御，活检示纤维囊性骨炎等骨病；超声发现单个甲状旁腺体积 >500mm³ 或直径 >1cm 等。

研究显示，血液透析 10 年的患者中约有 10% 需行 PTX，而血液透析 20 年的患者需行 PTX 的比例高达 30%。尿毒症患者常伴有心肺功能不全、血管钙化、营养不良等，术中及围术期常易出现出血、感染、心律失常、循环障碍等风险，因此，如何提高 PTX 手术的安全性和有效性至关重要。正常人通常有 4 枚甲状旁腺，本例患者术中切除了 5 枚甲状旁腺腺体，为超数目甲状旁腺。超数目甲状旁腺的发生率在 2.5%~13%。有研究报道，SHPT 患者在首次行 PTX 时，SPGs 的发生率约为 15%，且主要分布在胸腺、食管后组织、颈动脉鞘和纵隔等处。虽然异位和超数目的甲状旁腺给外科医师增加了手术难度，但切除颈部的所有腺体仍是保证手术疗效的关键。目前术前甲状旁腺定位检查主要包括超声和同位素扫描。尽管应用 ^{99m}Tc- 甲氧基异丁基异腈为示踪剂的 SPECT 对术前定位有帮助，但有文献报道，其甲状旁腺的检出率仍低于 80%。如何提高 PTX 的安全性和有效性是至关重要的问题。

血 iPTH 主要在肝脏和肾脏代谢。肾功能正常的人群中 iPTH 半衰期约为 2 分钟，慢性肾衰竭患者中 PTH 片段降解时间延长至约 5 分钟。我们既往的工作已证实，成功的 PTX 患者，术后 10min 血清 iPTH 下降 >82.9%（敏感度 85.5%，特异度 73.1%）及术后 20 分钟血清 iPTH 下降 >88.9%（敏感度 78.6%，特异度 88.5%），提示所有甲状旁腺切除完全。PTX 术后 1 日血清 iPTH>100.5pg/ml（敏感度 100%，特异度 98.6%），术后 4 日血清 iPTH>147.4pg/ml（敏感度 100%，特异度 99.5%）提示患者 SHPT 持续存在，临床医师应及时给予药物治疗并密切监测，必要时再次手术。笔者分别在术前、术后 10 分钟、20 分钟、1 日和 4 日对本例患者的血 iPTH 水平进行了测定，根据检测结果提示手术成功（图 29-10）。因此，围手术期血 iPTH 的监测，对精确评估尿毒症患者 PTX 成功与否、指导手术者切除全部甲状旁腺、减少不必要的探查和损伤、指导后续内外科治疗具有重要意义。

综上所述,成功的甲状旁腺切除术是治疗慢性肾脏病伴严重 SHPT 患者的有效方法,可显著缓解骨矿物质代谢紊乱等,但对于已有的严重骨骼畸形、心血管并发症等疗效有限。因此,CKD-MBD 患者应强调早预防、早诊断、多学科早期联合诊治,从而提高患者的生活质量和长期存活率。我们通过本病例,与广大肾脏病和外科的临床工作及研究者共同讨论分享,以期能更好地为此类患者制订及时的个体化诊疗方案。

（王宁宁　查小明）

参考文献

［1］HAROYAN H, BOS A, GINAT DT. Uremic leontiasis ossea. Am J Otolaryngol, 2015, 36 (1): 74-76.

［2］MANSILLA-LORY J, AMEZCUA-GUERRA LM, VARGAS-RODRIGUEZ A, et al. Leontiasis ossea: a paleopathologic case report. J Clin Rheumatol, 2007, 13 (5): 269-272.

［3］EVANS J. Leontiasis ossea; a critical review, with reports of four original cases. J Bone Joint Surg Br, 1953, 35-b (2): 229-243.

［4］MALGIERI A, KANTZARI E, PATRIZI MP, et al. Bone marrow and umbilical cord blood human mesenchymal stem cells: state of the art. Int J Clin Exp Med, 2010, 3 (4): 248-269.

［5］LEE VS, WEBB MS JR, MARTINEZ S, et al. Uremic leontiasis ossea: "bighead" disease in humans？Radiologic, clinical, and pathologic features. Radiol, 1996, 199 (1): 233-240.

［6］ZHANG L, YAO L, BIAN WJ, et al. Severe uremic leontiasis ossea ameliorated by total parathyroidectomy. Kidney Int, 2009, 76 (10): 1118.

［7］DEMPSTER DW, COMPSTON JE, DREZNER MK, et al. Standardized nomenclature, symbols, and units for bone histomorphometry: a 2012 update of the report of the ASBMR Histomorphometry Nomenclature Committee. J Bone Miner Res, 2013, 28 (1): 2-17.

［8］PATTOU FN, PELLISSIER LC, NOEL C, et al. Supernumerary parathyroid glands: frequency and surgical significance in treatment of renal hyperparathyroidism. World J Surg, 2000, 24 (11): 1330-1334.

［9］ZHANG L, XING C, SHEN C, et al. Diagnostic accuracy study of intraoperative and perioperative serum intact PTH Level for successful parathyroidectomy in 501 secondary hyperparathyroidism patients. Sci Rep, 2016, 6: 26841.

［10］COZZOLINO M, GALASSI A, CONTE F, et al. Treatment of secondary hyperparathyroidism: the clinical utility of etelcalcetide. Ther Clin Risk Manag, 2017, 13: 679-689.

［11］JIANG Y, ZHANG J, YUAN Y, et al. Association of increased serum leptin with ameliorated anemia and malnutrition in stage 5 chronic kidney disease patients after parathyroidectomy. Sci Rep, 2016, 6: 27918.

［12］SHINDO M, LEE JA, LUBITZ CC, et al. The changing landscape of primary, secondary, and tertiary hyperparathyroidism: highlights from the American College of Surgeons Panel, "What's New for the Surgeon Caring for Patients with Hyperparathyroidism". J Am Coll Surg, 2016, 222 (6): 1240-1250.

［13］DAVIES DR, DENT CE, WATSON L. Tertiary hyperparathyroidism. Br Med J, 1968, 3 (5615): 395-399.

［14］ISAKOVA T, NICKOLAS TL, DENBURG M, et al. KDOQI US Commentary on the 2017 KDIGO clinical practice guideline update for the diagnosis, evaluation, prevention, and treatment of chronic kidney disease mineral and bone disorder (CKD-MBD). Am J Kidney Dis, 2017, 70 (6): 737-751.

［15］DUAN SY, XING CY, YANG G, et al. Dramatic alteration of the skull in a uremic patient with leontiasis ossea. Intern Med, 2014, 53 (17): 1971-1976.

［16］PALOIAN NJ, LEAF EM, GIACHELLI CM. Osteopontin protects against high phosphate-induced nephrocalcinosis and vascular calcification. Kidney Int, 2016, 89 (5): 1027-1036.

［17］LIU ZH. Vascular calcification burden of Chinese patients with chronic kidney disease: methodology of a cohort study. BMC Nephrol, 2015, 16: 129.

［18］KETTELER M, ELDER GJ, EVENEPOEL P, et al. Revisiting KDIGO clinical practice guideline on chronic kidney disease-mineral and bone disorder: a commentary from a Kidney Disease: Improving Global Outcomes controversies conference. Kidney Int, 2015, 87 (3): 502-528.

［19］TORRES A, RODRIGUEZ M, FELSENFELD A, et al. Sigmoidal relationship between calcitonin and calcium: studies in normal, parathyroidectomized, and azotemic rats. Kidney Int, 1991, 40 (4): 700-704.

［20］NAKAI S, HANAFUSA N, MASAKANE I, et al. An overview of regular dialysis treatment in Japan (as of 31 December 2012). Ther Apher Dial, 2014, 18 (6): 535-602.

［21］D'ALESSANDRO AF, MONTENEGRO FLDM, BRANDÃO LG, et al. Supernumerary parathyroid glands in hyperparathyroidism associated with multiple endocrine neoplasia type 1. Rev Assoc Med Bras (1992), 2012, 58: 323-327.

［22］VULPIO C, BOSSOLA M, DE GAETANO A, et al. Usefulness of the combination of ultrasonography and 99mTc-sestamibi scintigraphy in the preoperative evaluation of uremic secondary hyperparathyroidism. Head Neck, 2010, 32 (9): 1226-1235.

［23］KARA M, TELLIOGLU G, BUGAN U, et al. Evaluation of intraoperative parathormone measurement for predicting successful surgery in patients undergoing subtotal/total parathyroidectomy due to secondary hyperparathyroidism. Laryngoscope, 2010, 120 (8): 1538-1544.

［24］LI D, ZHANG L, ZUO L, et al. Association of CKD-MBD markers with all-cause mortality in prevalent hemodialysis patients: a cohort study in Beijing. PLoS One, 2017, 12 (1): e0168537.

病例讨论 3：高钙危象的诊治

病例摘要

患者,男性,54 岁,原发病为慢性肾小球肾炎,规律血液透析 2 年。1 个月前测 PTH 680pg/ml,血钙 2.14mmol/L,血磷 2.02mmol/L,钙磷乘积 52.5mg^2/dl^2,诊断 SHPT,予骨化三醇冲击治疗(2μg/ 次,2 次 / 周,睡前顿服),同时餐中嚼服碳酸钙 0.5g,每日 3 次,控制血磷。近 1 个月出现食欲减退,近 2 日恶心、呕吐伴乏力、倦怠、失眠。查血钙 3.54mmol/L,血磷 2.53mmol/L,血白蛋白 38g/L。询问患者误服骨化三醇用量 2μg/ 次,2 次 / 日,已经连续服用 3 周。体格检查:体重 60kg,体温 36.7℃,脉搏 65 次 /min,血压 150/78mmHg。嗜睡,反应迟钝,心律齐,双下肢未见水肿。

重点

CKD 继发性甲状旁腺功能亢进症的患者,血钙通常正常或偏低,但某些患者会出现高钙血症,如三发性甲状旁腺功能亢进症、过量服用维生素 D、合并恶性肿瘤。临床处理高钙血症时需注意:①高钙血症的病因;②高钙血症的程度;③高钙血症的临床表现;④高钙血症的治疗。

以循证为依据的探讨

生理情况下,体内钙稳态主要由甲状旁腺素、降钙素、1,25 双羟维生素 D 这三种激素调节,参与调节的器官包括骨骼、肠道和肾脏,其中任何一个环节异常均可导致高钙血症。高钙血症最常见的原因为原发性甲状旁腺功能亢进症和恶性肿瘤,占总致病因素的90%以上。其他原因包括维生素D中毒、肉芽肿性疾病、药物(如噻嗪类利尿药、维生素A)、内分泌疾病(如肾上腺皮质功能不全、甲状腺功能亢进症、嗜铬细胞瘤)、制动、慢性肾衰竭、家族性低尿钙性高血钙等。

按血钙升高水平,可将高钙血症分为轻、中和重度,轻度高血钙为血总钙<3.0mmol/L,中度为3.0~3.5mmol/L,重度时>3.5mmol/L,同时可导致一系列严重的临床征象,称高钙危象。高钙危象系内科急症,需紧急抢救。

高钙血症的临床表现与血钙升高的程度、速度及患者的耐受能力有关。最常见的是中枢神经系统、胃肠道、心血管和泌尿系统症状。神经系统表现为注意力不集中、共济失调、嗜睡、抑郁、木僵,甚至昏迷。心血管系统表现为高血压、心动过缓、心律失常、QT间期缩短、对洋地黄过度敏感、心脏骤停。胃肠道表现为厌食、便秘、恶心、呕吐。泌尿系统表现为多尿、肾结石、肾钙化、肾功能不全。治疗手段:

1. **扩容、利尿** 高钙血症时,由于恶心、呕吐、多尿,脱水很常见。因此均需首先使用生理盐水扩容,以200~300ml/h的初始速度静脉补液,维持尿量100~150ml/h,但老年患者、心脏及肾功能不全患者需慎重。容量补足后,可使用呋塞米利尿。由于噻嗪类利尿药可减少肾脏钙的排泄,属于禁忌。

2. **药物**

(1)降钙素:增加肾脏钙排泄,干扰破骨细胞的功能而减少骨吸收。尽管降钙素疗效相对较弱,但起效快,4~6小时内开始起效。常用剂量为鲑鱼降钙素2~8U/kg,皮下或肌内注射,每6~12小时可重复注射,但即使重复给药,降钙素也仅在最初48小时内有效,因产生药物耐受。由于效力持续时间有限,降钙素常联合补液和双膦酸盐类药物治疗。降钙素安全且相对无毒(除了轻度恶心和少见的超敏反应),降钙素的鼻喷剂对于高钙血症疗效不佳。

(2)双膦酸盐:干扰破骨细胞介导的骨吸收而抑制钙释放。常用药物有唑来膦酸(4mg,静脉输注15分钟)和帕米膦酸二钠(60~90mg,静脉输注2小时),用药2~4日达最大疗效,效果可持续1~3周,因此可以维持对高钙血症的控制。双膦酸盐类药物有潜在肾毒性,对于肾功能受损(肌酐>4.5mg/dl)的患者,建议静脉应用双膦酸盐类药物治疗高钙血症时应谨慎。充分补液以及减少剂量和/或减慢输注速度(ZA 4mg,静脉输注30~60分钟;帕米膦酸二钠30~45mg,静脉输注4小时)可能降低风险。文献提示双膦酸盐可安全用于透析患者合并高钙血症。

(3)其他药物:对于双膦酸盐治疗无效的高钙血症患者或因重度肾损害而禁用双膦酸盐类药物的患者,可选择地诺单抗。对于甲状旁腺癌引起重度高钙血症的患者,以及钙磷乘积增高和继发性甲状旁腺功能亢进症的血液透析患者,可选择拟钙剂(西那卡塞)。糖皮质激素可用于维生素D过量、淋巴瘤和结节病等肉芽肿性疾病引起的高钙血症。

3. **透析** 腹膜透析以及应用无钙或低钙透析液进行血液透析都是高钙血症的有效治疗方法,被视为高钙血症的最后手段。

4. **针对原发病的治疗** 如手术、化疗控制原发病,立即停用导致高血钙的药物、制动患者增加负重锻炼等。

何时请相关科室专家会诊

1. 透析患者出现高钙血症,首先应该评估病因。

2. 如果考虑病因是原发性甲状旁腺功能亢进症、恶性肿瘤、肉芽肿性疾病、内分泌疾病,如嗜铬细胞瘤,可以请相关科室评估是否有手术指征(会诊科室包括普外科、肿瘤科、血液科、内分泌科、麻醉科等)。

本病例的诊治对策

本患者有明确的过量服用骨化三醇的病史,因此高钙血症的病因首先考虑骨化三醇过量。骨化三醇过量引起的高钙血症通常仅持续 1~2 天,因为骨化三醇的生物半衰期相对较短,轻症患者可能只需要停用骨化三醇及补液,严重高钙及肾衰竭患者需要血液透析及药物治疗(如降钙素、双磷酸盐)。本患者首先需要停用骨化三醇及钙剂,同时因患者肾衰竭、血钙水平极高,建议同时行血液透析及使用降钙素、双磷酸盐治疗。本患者经过停药、低钙血液透析及鲑鱼降钙素(100IU,每 6 小时 1 次静脉滴注)、双磷酸盐(唑来膦酸 4mg,静脉输液一次)治疗后血钙恢复正常。

(艾三喜 陈丽萌)

参考文献

[1] 邢小平,孔晶,王鸥. 高钙危象的诊治. 临床内科杂志,2012,29 (9): 590-592.

[2] DAVENPORT A1, GOEL S, MACKENZIE JC. Treatment of hypercalcaemia with pamidronate in patients with end stage renal failure. Scand J Urol Nephrol, 1993, 27 (4): 447-451.

[3] TRIMARCHI H, LOMBI F, FORRESTER M, et al. Disodium pamidronate for treating severe hypercalcemia in a hemodialysis patient. Nat Clin Pract Nephrol, 2006, 2 (8): 459-463.

病例讨论 4 : 低全段甲状旁腺激素透析患者诊治思路

病例摘要

患者,男性,72 岁,因糖尿病肾病规律血液透析 6 年。现透析液 Ca^{2+} 浓度为 1.5mmol/L,透析后期经常出现低血压,需要降低超滤量,保证生命体征平稳。近期实验室常规检查提示,血白蛋白 3.5mg/dl,血清钙 2.35mmol/L,血清磷 2.0mmol/L,iPTH 30pg/ml。每日口服碳酸钙(500mg)1.0g,骨化三醇(0.25g)每晚一次。胸部 X 线显示主动脉钙化,没有骨折病史。既往无甲状旁腺切除手术史。

重点

规律透析的终末期肾病患者常合并 SHPT,但临床中低 PTH 水平的病例并不少见,为控制疾病状态,需注意:①确认是否有甲状旁腺切除手术史,以及矿物质骨代谢异常相关药物使用情况;②评估是否有由于钙剂过度负荷而抑制 PTH 分泌的情况;③低白蛋白血症病例,计算校正钙值,避免漏诊高钙血症;④评估脆性骨折风险。

以循证为依据的思考

1. 透析患者 PTH 的正常值下限缺乏循证依据 改善全球肾脏病预后组织(KDIGO)指南中指出,希望透析患者的 PTH 值能维持在正常值上限的 2~9 倍(相当于 iPTH 130~585pg/ml),这个目标值的上限是以透析预后与实践模式研究(dialysis outcomes and practice pattern study,DOPPS)等研究结果为依据,关于目标值的下限,却没有明确的循证医学证据。

2. 低 PTH 预测死亡风险 对于低 PTH 与死亡风险的相关性,在包括 DOPPS 在内的很多研究均未有报道。日本透析医学会的指南中指出 iPTH 的理想管理目标值为 60~240pg/ml。此目标值由来自日本透析医学会的调查统计结果中"目标值与死亡风险的降低有关"的部分低 PTH 对死亡风险的影响和因果关系也尚不明确。有研究提示,甲状旁腺切除术有可能改善透析患者的生命预后。因此,目前认为低 PTH 本身直接影响生命的可能性较低,或者说影响有限。

3. 低 PTH 对骨代谢和血管钙化的影响 低 PTH 会抑制骨代谢骨转运,引起的无形成骨。但无形成骨对骨强度的影响并不明确。DOPPS 研究提示,低 PTH 并不能引起骨折风险,相反研究表明,甲状旁腺切除术可降低骨折风险。有人认为病理状态下骨骼中钙的缓冲能力降低,无处可去的钙会沉积在血管上,成为血管钙化的原因。但是这种假说尚无明确的证据支持,有报告表明甲状旁腺切除术后,可以抑制血管钙化的进展。

因此目前积极纠正低 PTH 获益的证据非常少,在明确骨量低下等脆性骨折风险高的病例中,可以考虑应用重组人甲状旁腺激素特立帕肽,但是特立帕肽对于骨折风险的效果,在透析患者中同样缺乏充分的证据。

4. 低 PTH 时相关药物使用和钙浓度监测 近年来,因为活性维生素 D 在多种脏器中可能的保护作用而被广泛应用。在低 PTH 病例中是否能继续应用低剂量的活性维生素 D,由于缺乏充分的证据,有待进一步探讨。透析患者低 PTH 的原因往往和含钙的磷结合剂、活性维生素 D 制剂、以及应用高钙透析液等,造成了过多的钙负荷而抑制了 PTH 的分泌。因此需要关注低 PTH 基础上伴有钙过剩导致的血管钙化的进展问题。

低 Alb 血症患者需要注意应用 Payne's 公式计算校正钙,避免漏诊高钙血症。文献报道,即便是校正钙在正常范围,也有离子钙数值较高的情况,死亡风险升高。因此对怀疑钙负荷过多的病例,或校正钙接近正常值上限的病例,需要考虑测定离子钙的浓度。

参考文献

[1] 日本透析医学会. 慢性肾脏病伴随的骨 - 矿物质代谢异常的诊疗指南. 日透会杂志, 2012, 45: 301-356.
[2] KIDNEY DISEASE: IMPROVING GLOBAL OUTCOMES (KDIGO) CKD-MBD WORKGROUP. KDIGO clinical practice guideline for the diagnosis, evaluation, prevention, and treatment of Chronic Kidney Disease-Mineral and Bone Disorder (CKD-MBD). Kidney Int Suppl, 2009, 113: S1-130.

评估疾病状态及相应对策

1. 确认既往有无甲状旁腺切除手术史。如果没有,可依据应用活性维生素 D、盐酸西那卡塞等药物的治疗来评估是否有抑制 PTH 分泌过剩的可能。

2. 评估应用含钙磷结合剂(特别是与活性维生素 D 制剂并用的情况),应用高钙透析液等造成钙负荷过多的情况,是否有抑制 PTH 分泌的可能。对于低白蛋白血症病例,应该用 Payne's 公式计算校正钙,避免遗漏高钙血症。在怀疑钙负荷过多的情况下,在排除原因的同时,最好继续评估伴随钙负荷而引起血管钙化的程度。

3. 还需要重视急性低血钙症状同时合并低 PTH 值的情况,较为少见,应考虑到增大的甲状旁腺自身梗死的可能。这时要与甲状旁腺切除术术后出现的骨饥饿综合征的管理一样,需要积极地补充钙剂。

4. 长期低 PTH 的病例有可能合并形成无形成骨。综合评估年龄、肌力、日常生活活动、骨密度等骨折风险。考虑有低转运骨病可能性,进而骨折风险高的情况,在治疗方面也可以谨慎地应用特立帕肽。特立帕肽在透析结束给药的时候,需要警惕用药后低血压的发生。

何时请相关科室专家会诊

1. 如果是仅有低 PTH,基本没有必要请专科医师会诊。

2. 反复发生脆性骨折,需要详细分析骨代谢状况的情况,需要与骨代谢及骨活检的专科医师会诊。

本病例的诊疗对策

1. 该病例计算校正 Ca 值为 2.47mmol/L,接近目标管理值的上限,每日口服碳酸钙 1.0g,每日 3 次,骨化三醇(0.25g),每晚一次,透析液的钙浓度是 1.5mmol/L,胸部 X 线片也显示主动脉的钙化,考虑可能有潜在的钙负荷过多的可能,测定离子钙浓度是 1.27mmol/L,超出正常值。

2. 由于应用集中供液系统,不易变更透析液钙浓度,建议停用碳酸钙,改用非含钙磷结合剂。另外,将骨化三醇 0.25g 改为 α- 骨化醇 0.25mg(效价约为骨化三醇的一半)。经过上述治疗后,校正钙值降至 2.3mmol/L,血磷值降至 1.8mmol/L,iPTH 值达到了 95pg/ml。

3. 患者没有骨折史,日常生活活动无异常,骨密度也正常的情况,判断患者骨折风险较低,不需要应用特立帕肽。另外,由于该患者明确有血管钙化,透析后期又频繁出现血压下降的情况,而特立帕肽又具有扩张血管的作用,应用该药物风险也较高。

(张　凌)

参考文献

[1] 日本透析医学会. 慢性肾脏病伴随的骨 - 矿物质代谢异常的诊疗指南. 日透会杂志, 2012, 45: 301-356.

[2] TANIGUCHI M, MASAFUMI FUKAGAWA, NAOHIKO FUJII, et al. Serum phosphate and calcium should be primarily and consistently controlled in prevalent hemodialysis patients. Ther Apher Dial, 2013, 17 (2): 221-228.

[3] KIDNEY DISEASE: IMPROVING GLOBAL OUTCOMES (KDIGO) CKD-MBD WORKGROUP. KDIGO clinical practice guideline for the diagnosis, evaluation, prevention, and treatment of Chronic Kidney Disease-Mineral and Bone Disorder (CKD-MBD). Kidney Int Suppl, 2009, 113: S1-130.

[4] TENTORI F, MARGARET J BLAYNEY, JUSTIN M ALBERT, et al. Mortality risk for dialysis patients

with different levels of serum calcium, phosphorus, and pth: the dialysis outcomes and practice patterns study (DOPPS). Am J Kidney Dis, 2008, 52 (3): 519-530.

[5] KOMABA H, MASATOMO TANIGUCHI, ATSUSHI WADA, et al. Parathyroidectomy and survival among japanese hemodialysis patients with secondary hyperparathyroidism. Kidney Int, 2015, 88 (2): 350-359.

[6] JADOUL M, J M ALBERT, T AKIBA, et al. Incidence and risk factors for hip or other bone fractures among hemodialysis patients in the dialysis outcomes and practice patterns study. Kidney Int, 2006, 70 (7): 1358-1366.

[7] RUSDER KD, DE BOER IH, DOOLEY A, et al. Fracture risk after parathyroidectomy among chronic hemodialysis patients. J Am Soc Nephrol, 2007, 18 (8): 2401-2407.

[8] LONDON GM, MARTY C, MARCHAIS SJ, et al. Arterial calcifications and bone histomorphometry in end-stage renal disease. J Am Soc Nephrol, 2004, 15 (7): 1943-1951.

[9] BLEYER AJ, JOHN BURKART, MICHAEL PIAZZA, et al. Changes in cardiovascular calcification after parathyroidectomy in patients with ESRD. Am J Kidney Dis, 2005, 46 (3): 464-469.

[10] SHOJI T, KAYO SHINOHARA, EIJI KIMOTO, et al. Lower risk for cardiovascular mortality in oral 1alpha-hydroxy vitamin D3 users in a haemodialysis population. Nephrol Dial Transplant, 2004, 19 (1): 179-184.

[11] OBI Y, MEHROTRA R, RIVARA MB, et al. Hidden hypercalcemia and mortality risk in incident hemodialysis patients. J Clin Endocrinol Metab, 2016, 101 (6): 2440-2449.

病例讨论 5：肾移植术后高钙血症的诊治

病例摘要

患者，女性，47 岁，诊断 IgA 肾病 20 年，规律血液透析 11 年，同种异体肾移植术后伴血钙升高 1 年余。患者肾移植术前即存在继发性甲状旁腺功能亢进症（移植前末次复查钙 2.46mmol/L，磷 2.21mmol/L，iPTH 1 476pg/ml）。移植术后出院时肌酐降至正常范围、血钙为正常上限，iPTH 204pg/ml。后定期复诊血钙逐渐升高（2.55~2.94mmol/L）、甲状旁腺激素持续升高（132~187pg/ml）。入院后复查血肌酐 70μmol/L，Alb 3.8mg/dl，血清钙 2.96mmol/L，血清磷 0.9mmol/L，iPTH 156pg/ml。无骨折病史。

重点

肾移植术前，绝大多数患者存在不同程度的甲状旁腺功能亢进。若病情已进展至甲状旁腺结节性增生或三发性甲状旁腺功能亢进症，移植术后可表现为持续性高钙血症、甲状旁腺激素升高。对于此类患者需关注：①患者是否在补充钙剂或活性维生素 D，导致医源性高钙血症？②明确患者是否存在甲状旁腺腺瘤？其功能显像是什么？③患者是否存在高钙血症相关并发症，如移植肾、输尿管膀胱结石等？④评估患者是否存在骨质疏松及骨折风险。

肾移植术后循证依据的思考

1. 肾移植术后甲状旁腺及骨代谢特点　移植术后随着肾功能的改善，患者整体上甲状旁腺功能、骨代谢和钙磷代谢紊乱均得到改善，但术后骨密度降低和骨质疏松发生率却呈上升趋势。除激素等药物的使用、年龄的增加以及其他基础疾病的影响外，研究认为持续性甲状旁腺功能亢进是钙磷代谢异常、骨代谢异常的独立危险因素。虽然有研究提示活性维生素 D 可以改善移植术后骨质疏松,但同时也加重了高钙血症的风险。

2. **肾移植术后高钙血症的危害**　肾移植术后患者甲状旁腺功能亢进所致的高钙血症,可能会导致移植肾系统钙盐沉积、结石,严重者甚至会损害肾功能,有研究显示移植术后高钙血症可能影响移植肾的长期存活。另外,高钙血症理论上可能存在增加血管钙化的风险,术后 10 周 PTH>135pg/ml 增加患者全因死亡率及心血管事件发生率。

3. **肾移植术后SHPT的处理原则**　肾移植术后SHPT可考虑使用药物治疗或手术治疗,如西那卡塞或甲状旁腺部分切除术,均可降低甲状旁腺激素水平与血钙水平。但尚缺乏足够的临床研究比较各类治疗对患者的获益差异,目前不推荐采用甲状旁腺全切加种植手术。少量样本量较小、观察时间较短的研究提示药物治疗与手术疗效类似。同时需要考虑西那卡塞可能对部分患者无效,及其长期使用带来的卫生经济学负担。

4. **肾移植术后骨代谢特点和对策**　肾移植术后骨密度降低、骨质疏松发生率表现出上升趋势,既往认为骨密度检查对患者无明显获益,但近年来上述观点有所改变,推荐进行双能 X 线骨密度检查评估骨折风险,进而改变骨质疏松高危患者的治疗策略,有研究提示骨密度 <0.9g/cm^2 会增加骨折发生风险,可能需要予以干预。

参考文献

[1] 国家肾脏疾病临床医学研究中心. 中国慢性肾脏病矿物质和骨异常诊治指南概要. 肾脏病与透析肾移植杂志, 2019, 28 (1): 52-57.

[2] KIDNEY DISEASE: IMPROVING GLOBAL OUTCOMES (KDIGO) CKD-MBD UPDATE WORK GROUP. KDIGO 2017 clinical practice guideline update for the diagnosis, evaluation, prevention, and treatment of chronic kidney disease-mineral and bone disorder (CKD-MBD). Kidney Int Suppl, 2017, 7 (1): 1-59.

移植术后甲状旁腺功能亢进病情评估

1. **确认有无其他原因所致高钙血症**　首先,移植术后由于激素等抗排异药物的使用,常预防性使用钙剂、活性维生素 D 类似物预防激素导致的骨质疏松,部分患者可导致医源性高钙血症;其次,随着术后肾功能恢复,患者饮食接近健康人,如长期进食过多高钙食品,同样可导致高钙血症;第三,还应警惕是否存在其他基础疾病(如肺癌、结节病等)所致的高钙血症,特别是当常规病因难以解释病情时。

2. **明确是否存在甲状旁腺腺瘤**　移植术后伴有甲状旁腺激素升高、持续性高钙血症患者,绝大多数伴有甲状旁腺腺瘤,特别是应注意有无异位腺瘤。部分腺瘤瘤体较小、定位困难,应结合 ECT(可见示踪剂浓聚灶)、颈部增强 CT、颈部超声等综合评估,提高诊断准确性。

3. **评估高钙血症相关并发症及骨折风险**　如上所述,高钙血症可导致移植肾结石,严重者可影响肾脏功能,应注意评估相关并发症,必要时请相关科室会诊处理。骨质疏松在移植术后 SHPT 者中较为常见,应及时评估骨密度情况,作为制订治疗策略的考虑因素之一。

本病例的诊疗策略

1. **病情评估**　该例患者移植术前即存在 SHPT,移植术后持续性甲状旁腺激素升高、持续性高钙血症,且复核病史已停用钙剂及活性维生素类似物。影像学检查,甲状旁腺 ECT 显像示颈部 4 枚示踪剂浓聚灶(图 29-11),腹部平片示腹主动脉壁钙化,移植肾 B 超未提示移植肾结石,骨密度提示髋关节骨密度 0.82g/cm²。

2. 治疗策略 内科药物(西那卡塞)治疗或行甲状旁腺部分切除术,均可有效降低甲状旁腺激素水平与血钙水平。考虑患者术前维持性透析时间长,ECT 显像提示 4 枚甲状旁腺均有不同程度示踪剂浓聚灶,髋关节骨密度降低,药物治疗效果可能无法达到预期治疗目标;患者由于经济原因无法长期使用西那卡塞治疗,因此建议患者行手术治疗。

患者行甲状旁腺次全切除术,切除 3 枚及 1/4 枚甲状旁腺组织。患者术后甲状旁腺激素降低至小于 3pg/ml(低于检测下限),后复查逐步升高,半年后恢复至 73.6pg/ml。术后血钙迅速下降,予碳酸钙、活性维生素 D 治疗后稳定在正常范围,后药物逐步减量,1 个月后已停用所有钙剂及活性维生素 D,后血钙波动于 2.3~2.52mmol/L。

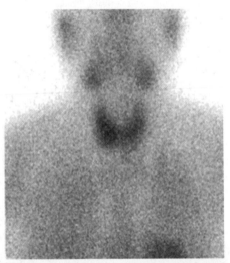

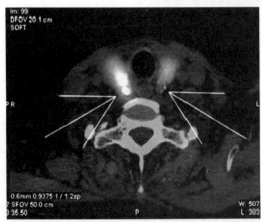
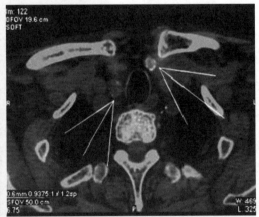

图 29-11 甲状旁腺 ECT 显像及定位

(张 萍)

参考文献

［1］国家肾脏疾病临床医学研究中心 . 中国慢性肾脏病矿物质和骨异常诊治指南概要 . 肾脏病与透析肾移植杂志 , 2019, 28 (1): 52-57.

［2］KIDNEY DISEASE: IMPROVING GLOBAL OUTCOMES (KDIGO) CKD-MBD UPDATE WORK GROUP. KDIGO 2017 clinical practice guideline update for the diagnosis, evaluation, prevention, and treatment of chronic kidney disease-mineral and bone disorder (CKD-MBD). Kidney Int Suppl, 2017, 7 (1): 1-59.

［3］HIRUKAWA T, KAKUTA T, NAKAMURA M, et al. Mineral and bone disorders in kidney transplant recipients: reversible, irreversible, and de novo abnormalities. Clin Exp Nephrol, 2015, 19 (4): 543-555.

［4］WOLF M, WEIR MR, KOPYR N, et al. A prospective cohort study of mineral metabolism after kidney transplantation. Transplantation, 2016, 100 (1): 184-193.

索　引

彩图插页

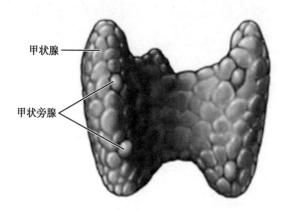

甲状腺

甲状旁腺

图 4-1 甲状旁腺位置示意图

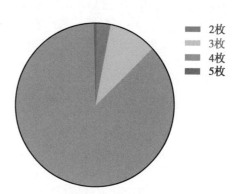

2枚
3枚
4枚
5枚

图 4-2 甲状旁腺腺体个数

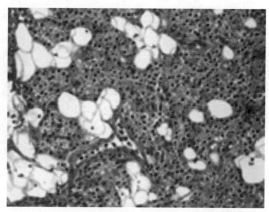

图 4-3 正常甲状旁腺组织切片(HE 染色,400×)

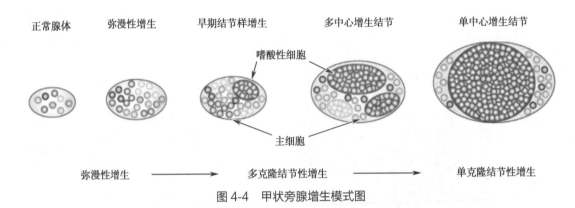

| 正常腺体 | 弥漫性增生 | 早期结节样增生 | 多中心增生结节 | 单中心增生结节 |

嗜酸性细胞

主细胞

弥漫性增生 $\longrightarrow$ 多克隆结节性增生 $\longrightarrow$ 单克隆结节性增生

图 4-4　甲状旁腺增生模式图

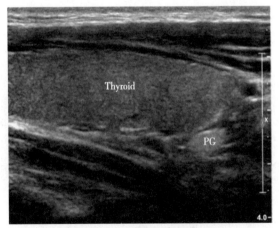

图 9-1　正常左下甲状旁腺

Thyroid. 甲状腺；PG. 正常甲状旁腺

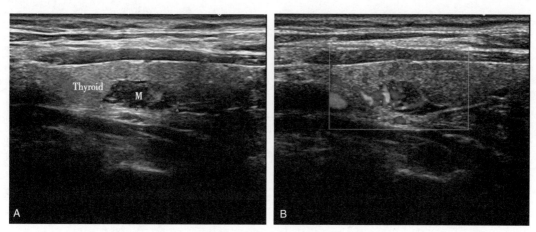

图 9-2　左上甲状旁腺增生

A:左上甲状旁腺增生(M);Thyroid. 甲状腺;B:左上甲状旁腺增生,血流信号丰富

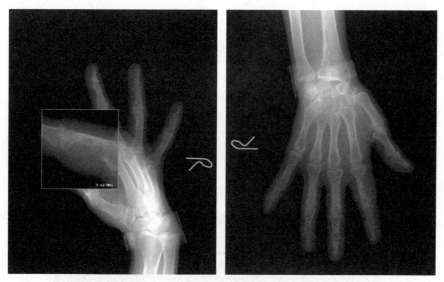

图 9-4　右手第 2 指近节指骨膨胀性骨质破坏,呈偏心性,
多房样改变,未见硬化缘,邻近软组织肿胀

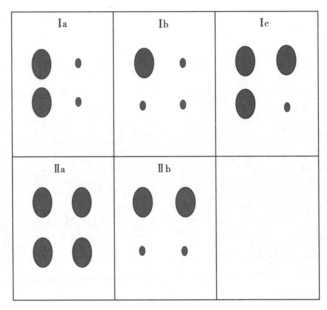

图 18-1　继发性甲状旁腺功能亢进症中增生甲状旁腺的分布分型
Ⅰ型为单侧优势型，包括 Ⅰa、Ⅰb、Ⅰc 3 种亚型；Ⅱ型为双侧均衡型，
包括 Ⅱa 和 Ⅱb 两种亚型

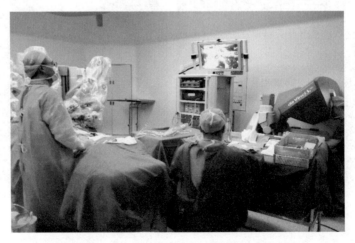

图 19-1　da Vinic Si 外科手术系统手术室布局

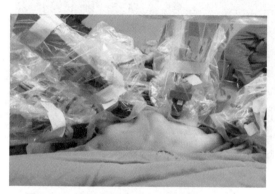

图 19-2 胸前径路床旁机械臂系统入位完毕

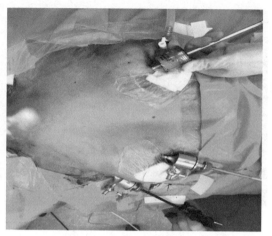

图 19-3 腔镜甲状旁腺手术

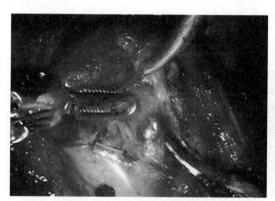

图 19-4 显露左下甲状旁腺

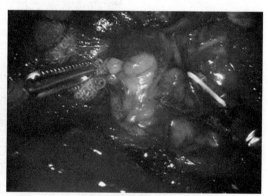

图 19-5 显露右下甲状旁腺

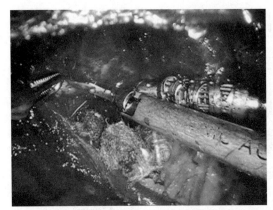

图 19-6　完整切除右上甲状旁腺

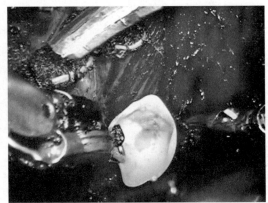

图 19-7　自体移植约 30mg 甲状旁腺

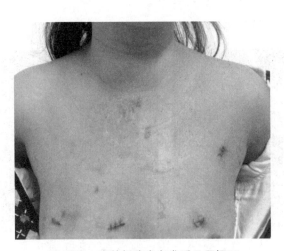

图 19-8　胸前径路患者术后 7 日切口

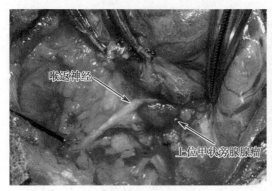

图 20-1　上位甲状旁腺腺瘤与喉返神经关系

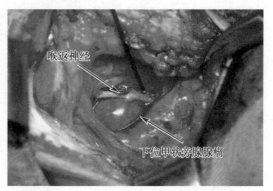

图 20-2　下位甲状旁腺腺瘤与喉返神经关系

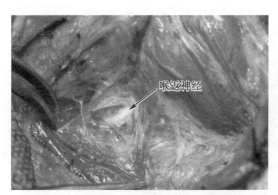

图 20-3　在甲状腺下极背侧寻找喉返神经

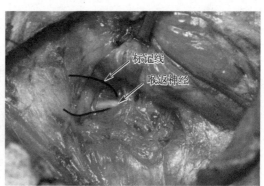

图 20-4　4 号丝线绕过喉返神经标记并保护

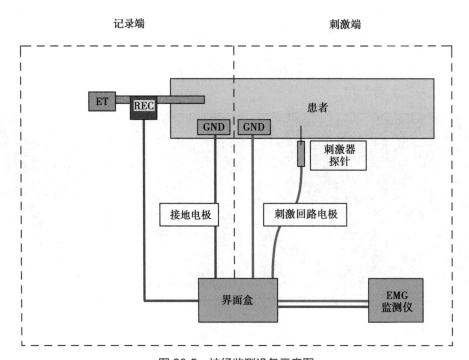

图 20-5　神经监测设备示意图

ET:气管插管;REC:记录电极;GND:接地电极;EMG:肌电图

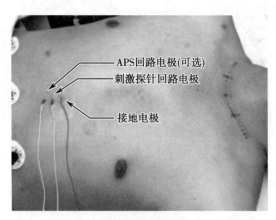

图 20-6　回路电极和接地电极示意图

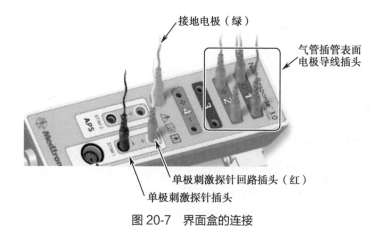

接地电极（绿）

气管插管表面
电极导线插头

单极刺激探针回路插头（红）

单极刺激探针插头

图 20-7 界面盒的连接

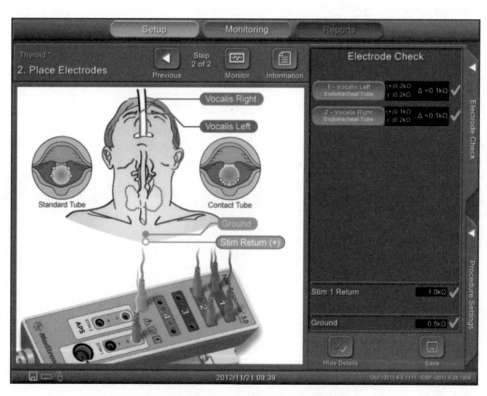

图 20-8 NIM3.0 的电极阻抗检查界面

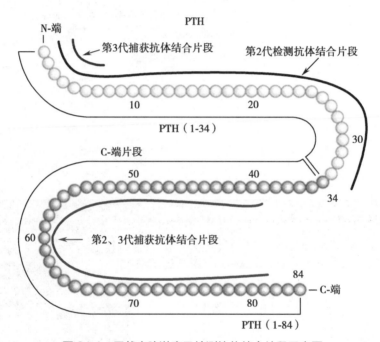

图 21-1 甲状旁腺激素及检测抗体结合片段示意图

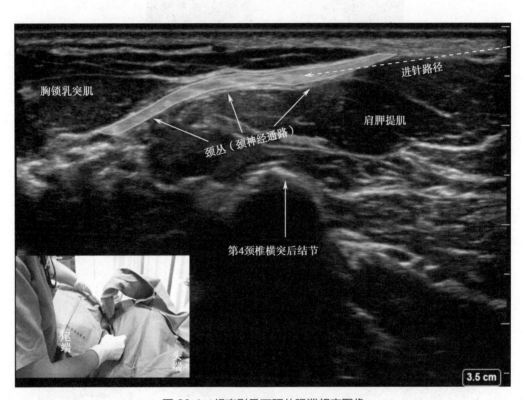

图 28-1 超声引导下颈丛阻滞超声图像

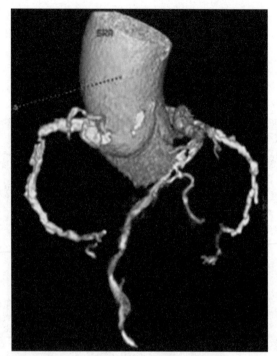

图 29-2　心脏 CTA 示冠脉三支弥漫斑块

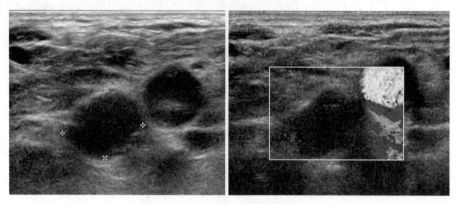

图 29-3　B 超示左侧甲状旁腺结节

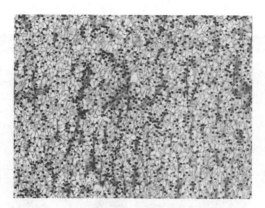

图 29-4　术后病理提示甲状旁腺组织增生（HE
染色，放大 100 倍）

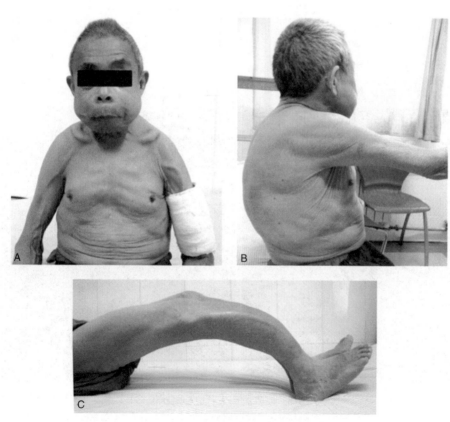

图 29-5　患者甲状旁腺切除术前
A. 颅面部畸形；B. 严重鸡胸和脊柱后凸畸形；C. 双下肢小腿弓状畸形

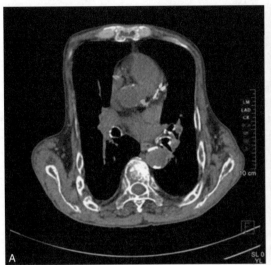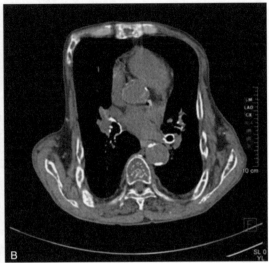

图 29-7　患者胸部 CT 评估钙化积分

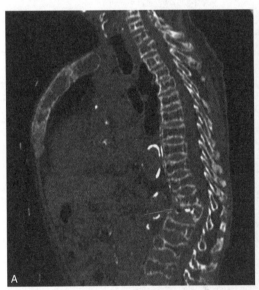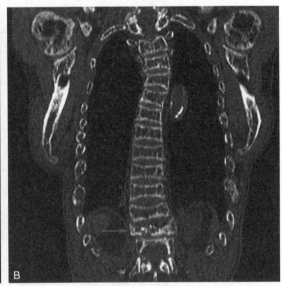

图 29-8　患者胸部矢状位和冠状位 CT

A. 椎体密度减低, 多处胸腰椎压缩性骨折, 多个椎体不稳; B.T12 椎体畸形

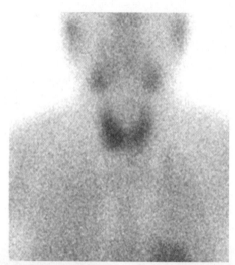

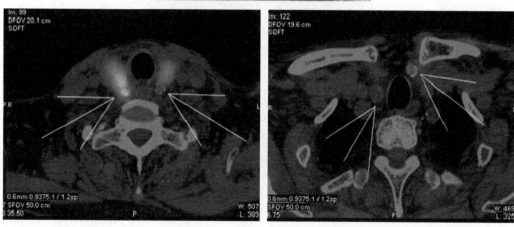

图 29-11　甲状旁腺 ECT 显像及定位